Evelyn Horsch-Ihle

Yoga hilft der Partnerschaft

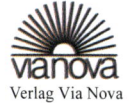

vianova
Verlag Via Nova

1. Auflage 2017

Verlag Via Nova, Alte Landstr. 12, 36100 Petersberg

Telefon: (06 61) 6 29 73

Fax: (06 61) 96 79 560

E-Mail: info@verlag-vianova.de

Internet: www.verlag-vianova.de

Umschlaggestaltung: Guter Punkt, München

Satz: Sebastian Carl, Amerang

Druck und Verarbeitung: Appel & Klinger, 96277 Schneckenlohe

ISBN 978-3-86616-387-4

Evelyn Horsch-Ihle

YOGA HILFT
DER
PARTNERSCHAFT

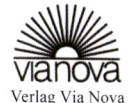

Verlag Via Nova

INHALT

Einleitung: Warum Yoga der Partnerschaft helfen kann...7

Wie und wann Sie Paar-Yoga üben können......................18

Der Rahmen: Wie Sie beginnen und wie Sie aufhören......22

Kapitel 1: Deine Wahrheit, meine Wahrheit 26

Paar-Yoga-Sequenz: Deine Wahrheit, meine Wahrheit.....34

Entspannung: Dein wahres Gesicht................................48

Meditation: Doppelte SAT NAM-Welle 49

Kapitel 2: Ich sehe das Kind in dir 51

Paar-Yoga-Sequenz: Ich sehe das Kind in dir 59

Entspannung: Zurück in die Vergangenheit.....................70

Meditation: Das Gesicht deiner Kindheit 71

Kapitel 3: Die Sprache des Herzens sprechen.................72

Paar-Yoga-Sequenz: Die Sprache des Herzens sprechen...78

Entspannung: Die Blume des Herzens..............................88

Meditation: Ich lasse mein Herz zu dir sprechen 89

Kapitel 4: Mit dem Herzen lauschen 90

Übung..94

Entspannung: Ich berühre dein Herz..............................96

Zwei Meditationen zum Herzhören 97

Kapitel 5: Wachsen durch dich 102

Paar-Yoga-Sequenz: Wachsen durch dich 108

Entspannung: Ich danke dir!...116

Meditation: Aad Gureh Nameh 117

Kapitel 6: Sinnlichkeit und körperliche Nähe 122

Paar-Yoga-Sequenz: Sinnlichkeit
und körperliche Nähe...130

Entspannung: Verschmelzen mit dir...............................139

Meditation: Power und Liebe..139

**Kapitel 7: Verzeihen und vergeben –
Frei werden von Enttäuschungen und Verletzungen 142**

Paar-Yoga-Sequenz: Verzeihen und Vergeben 149

Entspannung: Dem Partner und sich selbst vergeben 161

Meditation: Um Vergebung bitten 162

Kapitel 8: Ich ehre das Göttliche in dir 164

Paar-Yoga -Sequenz: Ich ehre das Göttliche in dir 170

Entspannung: Der Ort unserer Liebe...............................183

Meditation: Ich und du sind eins.....................................184

CDs und Literatur 186

Mantras und was sie bedeuten 187

Danksagung...188

Biografie 190

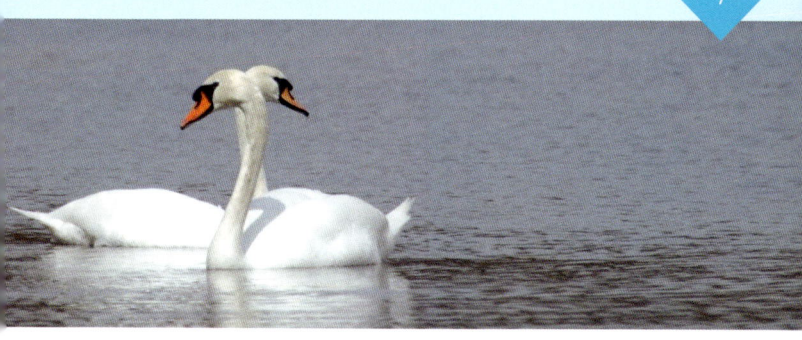

Einleitung: Warum Yoga der Partnerschaft helfen kann

Wünschen Sie sich eine liebevolle Partnerschaft? Eine, die über die Jahre immer schöner und intensiver wird? Verständnis füreinander, jenseits aller Worte? Wünschen Sie sich, Ihren Partner so zu sehen, wie er oder sie wirklich ist, in all der Schönheit, in die Sie sich einmal verliebt haben? Wünschen Sie sich, wirklich verstanden zu werden, mit Ihrem ganzen Herzen und aus Ihrer ganzen Seele? Und ihn oder sie wirklich zu verstehen, um das kommunizieren zu können, was Ihnen wirklich am Herzen liegt?

Mit dem vorliegenden Buch haben Sie einen Schlüssel in der Hand, all dies zu erreichen. Es ist voll von gelüfteten Geheimnissen und das Ergebnis von 25 Jahren Arbeit mit Hunderten von Paaren – jungen Paaren, „alten" Paaren, Paaren in Krise und Paaren mit dem Wunsch, mehr aus ihrer Partnerschaft zu machen.

Wir leben in einer Zeit, in der die klassische Partnerschaft sich mehr und mehr aufgelöst hat. Früher, in der Generation unserer Eltern und Großeltern, heiratete man, bekam Kinder und versuchte, im Guten wie im Schlechten miteinander auszukommen, mehr oder weniger ein Leben lang. Schwangerschaft war oft genug der wahre Grund zur Ehe, in der es um Aufbau ging, um Daseinsbewältigung, um den Kampf mit den Finanzen. Es gab eine meist klassische Rollenverteilung, viele Paare hatten noch direkt oder indirekt mit den traumatischen Folgen des Zweiten Weltkriegs zu tun – und Liebe, Kommunikation und Verstehen standen für sie nach einer kurzen anfänglichen Verliebtheitsphase wirklich nicht mehr an erster Stelle.

Eine kleine Geschichte aus den 60er Jahren des vergangenen Jahrhunderts illustriert das: „Papa", sagt der Sohn aufgeregt zu seinem Vater, nachdem er seine Schauspielschule abgeschlossen hat. „Stell dir vor, ich habe meine erste Rolle!" – „Was denn?", fragt überrascht der Vater. „Ich spiele einen Mann, der seit 25 Jahren verheiratet ist", antwortet der Sohn. „Das ist doch ganz gut für den Anfang", meint der Vater, „die nächste wird dann bestimmt eine Sprechrolle."

Unsere Generation will mehr von der Liebe. Viel mehr. Liebe ist sogar der einzige, der wahre Grund, aus dem wir Beziehungen suchen. Wir möchten lieben – und geliebt werden. Wir „müssen" nicht mehr heiraten, nur, weil ein Kind unterwegs ist. Wir können viele Beziehungen ausprobieren, ehe wir die „Richtige", den „Richtigen" finden. Und wenn die Beziehung nicht mehr läuft, dann versuchen wir einige Zeit, sie mit Hilfe von Paartherapie oder auch guter Absicht wieder einzurenken. Und wenn alles nichts hilft, dann trennen wir uns eben. Patchwork-Familien sind inzwischen genauso häufig wie die klassische Dreier-Situation von Mutter-Vater-Kind. Es gibt seine Kinder, ihre Kinder, gemeinsame Kinder, es gibt alleinerziehende Eltern, homosexuelle Eltern, Wohn- und Lebensgemeinschaften mit Kindern und eine Vielzahl an sonstigen Lebensformen. Alle diese Menschen, die sich für eine der vielen Lebens- und Liebesformen heute entscheiden, sehnen sich nach echter Liebe. Sie sehnen sich danach, in einer verständnisvollen, liebevollen, fürsorglichen Beziehung zu leben, möglichst mit gutem Sex, mit Zärtlichkeit und intensivem Austausch.

Trotzdem erreichen das nur wenige. Trennungen sind an der Tagesordnung, jede dritte Ehe wird nach wenigen Jahren wieder geschieden. Und die Zahl der Singles, die verzweifelt und dennoch vergeblich nach der großen Liebe suchen, nimmt immer mehr zu. Wir sehnen uns nach Liebe, aber wir wissen nicht, wie Lieben wirklich geht. Denn dafür haben wir keine Vorbilder. Wir sind, was die Liebe angeht, eine echte Pioniergeneration. Wir wollen nicht so sein wie unsere Eltern – aber woher sollen wir wissen, wie man gute Beziehungen führt? Wir müssen selbst Wege zu dieser Liebe finden, die wir so ersehnen. Wir lernen sie nicht in der Schule und auch nicht wirklich im Leben. Wir sind ganz auf uns allein gestellt. Dennoch wollen wir auch unseren Kindern etwas mitgeben, was sie befähigt, ihrerseits irgendwann einmal glücklich zu sein und wirklich lieben zu können.

Wenn man ohne Vorbilder nach etwas sucht, was bisher noch nicht da war, dann hat dies einen großen Vorteil: Man kann versuchen, ganz neue Wege zu gehen. Pioniere erschließen neue Räume, neue Welten. Wir wissen heute, dass unsere Gefühle nicht „einfach so" entstehen, sondern dass vieles, was uns an einem Menschen anzieht und uns später oft auch sehr verletzt, mit unserer eigenen Geschichte zu tun hat. Wir wissen aber auch, dass Liebe nicht nur eine Himmelsmacht, sondern auch eine Energie ist, etwas, das fließt oder nicht fließt, etwas, das blockiert sein kann oder sich wieder öffnet.

Wir wissen, dass das Herz viel mehr ist als nur ein Organ, das Blut durch unseren Körper pumpt, dass es ein energetisches Zentrum mit einem eigenen Gedächtnis und eigenem

Empfinden ist, das Wellen aussendet, die man weit vor und hinter dem Körper noch messen kann. Dass es ein „Bauch-hirn" oder so etwas gibt wie Spiegelneuronen, mit denen wir fühlen können, was der Geliebte fühlt, und uns darauf „einschwingen" können. Wir wissen, dass wir von einem informationalen magnetischen Feld umgeben sind, das in-telligent ist und sich mit anderen Feldern „austauscht", und dass unsere Sexualität viel mehr sein kann als ein kurzes Vergnügen der Lust, dass sie potenziell eine tiefe Begeg-nung zweier Körper und Seelen ist, die wirklich eins werden. Und wir wissen, dass Liebe heilen kann, dass sie Pflanzen zum Wachsen bringt und sogar Wasser in besonderer Weise kristallisieren lässt.

All dieses wissen wir inzwischen. Aber bisher hat uns nie-mand gelehrt, wie dieses Wissen sich auch auf unsere Partnerschaft, auf unsere Liebe zu Menschen und Dingen segensreich anwenden lässt. Wie man die Lehre von der energetischen Anatomie des Menschen beispielsweise übertragen kann auf die Begegnungen von Mann und Frau. Wie man die „Energien der Liebe" ins Fließen bringt. Wie man ganz bewusst das Innerste, die Essenz, zu einem Teil von Beziehungen macht, der sie eigentlich – unausgespro-chen – schon immer war. Wie man sich von Emotionen nicht überwältigen lässt, sondern stattdessen anfängt, wirklich zu fühlen, und dies auch ausdrücken kann, von Herz zu Herz.

All dies müssten wir lernen, damit wir ganz neue Wege in der Liebe gehen können.

Glücklicherweise gibt es ein Lehrsystem, das mit Körper- und Gefühlsenergien arbeitet, schon seit Jahrhunderten, wenn nicht sogar Jahrtausenden: Yoga. Yoga weiß um die energetische Anatomie des Menschen, weiß, wie man Körper-und Gefühlsenergien ins Fließen bringt, ohne sich von ihnen nur überwältigen zu lassen, weiß, wie Liebe, Mitgefühl und Freude zu Grundqualitäten unseres Seins werden können. Und wenn man sich lange genug mit Yoga beschäftigt, kommt früher oder später zwangsläufig die Frage auf: Wie wäre es, wenn man all dieses Wissen auf Partnerschaft und Liebe anwenden würde?

Genau dies habe ich getan. Nachdem ich nach meiner Ausbildung im Kundalini-Yoga in den frühen 80er Jahren des letzten Jahrhunderts noch Geburtshilfe- und Rückbildungsyoga gelernt hatte, begann ich zusammen mit einer Hebamme mit Paaren zu arbeiten, die ein Kind erwarteten. Eine Geburt ist ein sehr existenzielles Erlebnis, und die Paare, die ihr Kind auf diese Weise im Leben empfangen hatten, waren auf tiefe Weise miteinander verbunden. Sie wünschten sich von mir, weiterzukommen in ihrer Liebe, mit Yoga und Meditationen, wie ich sie auch schon während der Schwangerschaft mit ihnen gemacht hatte. Es dauerte nicht lange, und ich erlebte, wie tiefgreifend diese Arbeit war, welche inneren Prozesse dadurch ausgelöst wurden – und ich fühlte mich wie der berühmte Zauberlehrling.

Damit begann mein eigener Lehr- und Wanderweg, was Partnerschaft und Liebe anging. Ich machte eine Ausbildung in Paar- und Sexualtherapie, dann eine Ausbildung in Gestalttherapie, studierte dann noch Psychologie. Währenddessen ging ich nach Poona, lebte jahrelang in einer herzorientierten Sufigemeinschaft, reiste und lernte spirituelle Therapien von vielen Meistern und Lehrern. Zuletzt lernte ich mehr als zehn Jahre lang bei Joyce und Barry Vissell und ihrer spirituellen Herzensarbeit. Ich verband das Psychologische mit dem Spirituellen, wandte mich mehr und mehr dem Thema Heilung zu.

Während all dieser Zeit ließ mich das Thema „Yoga für Paare" nicht los. Ich arbeitete zusammen mit meinem Mann mit Paaren in Workshops und Seminaren und machte unglaubliche Erfahrungen mit dem Paar-Yoga, das ich immer wieder in diese Arbeit einflocht: Die Paare, die sich auf die Arbeit einlassen konnten, waren nach nur einer einzigen Sitzung Paar-Yoga in einer Nähe und Zärtlichkeit miteinander, wie sie sie oft schon Monate, wenn nicht Jahre nicht mehr gehabt hatten. Ihre Gesichter verjüngten sich, sie sahen sich tief in die Augen, und man konnte förmlich spüren, wie die Liebe zwischen ihnen pulsierte. Inzwischen bin ich davon überzeugt, dass Paar-Yoga, so wie ich es über die Jahre und mit viel Hilfe und Inspiration von oben entwickelt habe, eine ganz eigenständige Qualität hat, die es bisher so noch nicht gibt und die Paaren hilft, ihre Liebe zueinander zu vertiefen.

Was ist diese Magie, die beim Paar-Yoga fließt? Die die Liebe zurückbringt, die es ermöglicht, dass auch Streitpaare sich neu finden können? Was macht es aus, dass dieses Yoga viel mehr ist als gemeinsame Gymnastik, als sich in die Augen sehen, als eine Art meditativer gemeinsamer Sport?

Nun, Paar-Yoga ist tatsächlich viel, viel mehr. Dazu muss man wissen, dass es in dieser Art von Yoga unter anderem darum geht, die Polaritäten von Mann und Frau neu zu verbinden, das Weibliche und das Männliche im Menschen wieder in seine ursprüngliche Einheit zurückzuführen. Probieren Sie es doch einmal aus: Nehmen Sie Ihren Mann, nehmen Sie Ihre Frau in den Arm, mit möglichst viel Körperkontakt. Umschließen Sie sich. Und dann lassen Sie innerlich los. Noch mehr. Und noch mehr. Atmen Sie tief, aber ganz entspannt, ein und aus. Und bleiben Sie so. Nein, nicht lösen! Die normale Verweildauer in einer solchen Umarmung eines Paares beträgt sieben Sekunden. Wirklich! Sieben Sekunden! Was soll in dieser Zeit geschehen, außer, dass Sie merken, wie groß Ihre Sehnsucht nach Nähe (oder Ihre Angst davor) eigentlich ist? Jetzt aber: Bleiben Sie in dieser Umarmung.

Drei Minuten lang. Jawohl, drei Minuten! Das ist nicht viel, glauben Sie? Probieren Sie es aus, täglich, sechs Wochen lang. Allein diese Übung, die eine echte yogische Meditation ist, kann Ihre Partnerschaft verändern.

Denn nach zwei Minuten einer gemeinsamen Yogaübung fangen Ihre Körperenergien an, ineinanderzufließen. Dazu muss man wissen, dass die Energiezentren im Körper bei Männern und bei Frauen unterschiedlich gepolt sind: Was bei ihm positiv gepolt ist, ist bei ihr negativ gepolt und umgekehrt. Und nur gemeinsam, ich wiederhole, nur gemeinsam, können diese Energien sich ausgleichen und eins werden. Das ist der Grund dafür, dass wir eine solche Umarmung als so nährend erleben. Das ist übrigens auch der Grund dafür, dass Männer bei Frauen so oft Sex suchen, sich aber nur selten wirklich auf Beziehung einlassen können: Ihre Energiezentren für Sexualität und Beziehung sind negativ gepolt, die der Frauen dagegen positiv. Männer wollen sich also unbewusst über Sex mit positiver Energie „aufladen" und brauchen dafür die Frau. Doch nur wenige Frauen wissen um ihre Macht, die in dieser energetischen Tatsache verborgen ist. Sie fühlen sich eher als „Lustobjekt", während es eigentlich um etwas ganz anderes geht.

Dies ist eins der vielen Geheimnisse, das sie im Paar-Yoga kennenlernen werden. Geheimnisse, deren Entschlüsselung dazu führen kann, dass Sie eine wirklich erfüllende, von tiefer Liebe und tiefem Verstehen geprägte Partnerschaft führen können, dass Ihre Streitigkeiten abnehmen, dass Sie anfangen, den anderen, die andere wirklich zu erkennen, in der ganzen Schönheit, die Sie einmal zu Ihrem Partner, Ihrer Partnerin hingezogen hat, in der ganzen Schönheit, die eigentlich in ihm oder ihr steckt. Sie werden lernen, wirklich zu kommunizieren, nicht nur aneinander vorbeizureden oder sich zu verhaken. Und Sie werden Techniken lernen, die Ihnen in Ihrem Partnerschaftsalltag helfen, Engpässe und Blockaden zu überwinden. Techniken, die Sie anwenden können, weil sie sich wirklich auf Ihren Alltag auswirken, und mit denen Sie, wenn es einmal nicht klappt in Ihrer Beziehung, wenn Sie wirklich in einer Sackgasse stecken, wenn Sie sich völlig verrannt haben, die Ebene wechseln können und so zu kreativen, neuen Begegnungen kommen. Die das in Ihnen wecken, was Ihnen hilft, die Sackgasse zu überwinden, und mit denen Sie einen ganz neuen Weg in die Liebe finden können, jenseits aller Debatten, jenseits aller Worte, was vor allem für Männer oft segensreich ist, sondern mit Ihrer inneren Bereitschaft, sich auf den anderen einzulassen. In den folgenden Kapiteln führe ich Sie in eine Art von Begegnung, die Sie bisher so nicht kennen. Und ich lehre Sie Dinge, die Sie bisher so nicht wussten. All dies kann Ihre Beziehung von Grund auf verändern und Ihnen ein Wissen an die Hand geben, mit dem Sie Ihr eigenes Leben (und auch das aller Menschen, die Ihnen anvertraut sind) verändern können. Vertrauen Sie sich – Sie haben alles dazu in sich, was nötig ist.

Sie müssen übrigens dazu keine perfekten Yogis sein und dies auch nicht von Ihrem Partner verlangen. Manchmal sind die Frauen die Vorreiterinnen, was Partnerschaft betrifft. Aber manchmal sind sie ganz überrascht, was sie in ihren Männern entdecken können, wenn sie gemeinsam Paar-Yoga machen. Auch wenn diese nicht so biegsam oder so gelenkig sind wie sie selbst. Was zählt, ist nicht die Erfahrung mit Yoga, sondern die Bereitschaft, sich darauf einzulassen. Das Gemeinsame löst die Magie aus, und Sie werden beim Yoga, ganz ohne Worte, oft merken, was Sie voneinander getrennt gehalten hat – aber auch, allein über Ihre Körper, darauf einwirken können, sodass es heilt. Das ist der Zauber des Paar-Yoga – und auch das große Potenzial, das darin liegt.

Ich empfehle Ihnen übrigens, sich ein Thema zu suchen, an dem Sie beide im Moment arbeiten wollen – und dann die dazugehörenden Übungen und Meditationen oder Fantasiereisen eine Weile miteinander zu üben. Am besten sind 40 Tage – eine mystische Zahl, die in vielen spirituellen Schulen als ein Zeitraum innerer Veränderungsprozesse gilt. Wenn Sie eine Übungsfolge 40 Tage lang üben, werden

Sie durch zahlreiche Prozesse miteinander gehen – und sie wird sehr reinigend und aufbauend wirken. Wenn Sie dann weitermachen wollen, vielleicht mit einem anderen Thema, seien Sie herzlich willkommen! Ich wünsche Ihnen von Herzen, dass Sie mit dieser einfachen Technik Ihre Liebe nicht nur vertiefen, sondern sich gegenseitig auch in einer Weise erkennen können, wie Sie es niemals gedacht hätten.

Wie und wann Sie Paar-Yoga üben können

Für Paar-Yoga gibt es eigentlich nur eine Zeit: immer! Wann immer Sie können oder mögen, wann immer Sie eine halbe oder eine ganze Stunde Zeit haben und etwas Besonderes mit Ihrem/Ihrer Liebsten teilen wollen: Nehmen Sie dieses kleine Buch zur Hand und schenken Sie sich gegenseitig einen Schritt in Ihre Liebe. Sie werden merken, dass alles, was Sie danach tun, eine andere Qualität bekommt – ob Sie nun kochen oder mit Ihren Kindern Schlittschuh laufen gehen, ob Sie sich auf dem Sofa einkuscheln oder ein Buch zusammen lesen – es wird einfach „anders" sein.

Paar-Yoga ist „Ihre Zeit" – und wenn Sie sich dazu entschließen, sollten Sie sie auch ehren. Das bedeutet: Schaffen Sie sich einen Platz dafür. Sie müssen gar nicht einen eigenen Meditationsraum dafür einrichten – eine Ecke in einem Zimmer, mit viel Licht oder auch einer Kerze, reicht völlig.

Ein Ausblick in die Natur ist natürlich ebenfalls schön. Sie sollten eine gemeinsame Yogamatte aus Wolle oder zwei Schaffelle zum Sitzen oder Üben für sich erwerben: Wolle – oder auch Seide, aber die ist meist zu rutschig, wenn man Yoga übt – isoliert gegen Einflüsse von außen, sodass Sie, wenn Sie darauf sitzen, wie auf einem kleinen Stück Heimat für Ihre Liebe sitzen. Sie werden auch merken: Je öfter Sie diesen Platz benutzen, umso mehr Information nimmt er von Ihnen beiden auf – und wenn dies der Platz für Ihre Liebe ist, dann finden Sie dort Ruhe und ein Tor für das Besondere zwischen Ihnen. So sehr, dass Sie – wenn Sie mal im Clinch miteinander sind und Yoga einsetzen wollen, um sich zu erleichtern und zu entspannen – schon beim Sitzen auf diesem Platz spüren, wie sich etwas verändert.

Legen Sie eventuell Meditationskissen und/oder Therabänder bereit. Sie können Sie unterstützen, wenn mal eine Übung oder eine Meditation körperlich zu schwer für Sie ist. Achten Sie darauf, dass Sie in etwa gleich hoch sitzen – Ihre Schultern sollten in etwa auf einer Höhe sein. Nichts ist so anstrengend, als wenn ein Partner den anderen hochziehen muss, nur weil dieser zu tief sitzt, oder wenn er sich auf den anderen lehnen muss, nur weil er oder sie zu hoch ist. Legen Sie sich im Zweifelsfall ein Kissen unter den Po – aber so, dass Sie auf dem vorderen Drittel des Kissens sitzen, nicht ganz darauf. Das hält Ihre Wirbelsäule schön aufrecht und erlaubt Ihnen, dass Ihre Energien leichter fließen können. Wenn Sie gar nicht auf dem Boden sitzen können, besorgen Sie sich in einem Sanitätshaus zwei Hocker, die fest auf der Unterlage stehen, und legen Sie ein Schafwollkissen auf jede Sitzfläche. Die Arme sollten frei sein, deshalb keine Lehne, und Sie sollten sich auch hier gut in die Augen schauen können. Die Hocker, die es in unterschiedlicher Höhe gibt, können Ihnen auch bei Übungen im Stehen oder Beugen gut helfen.

Bevor Sie anfangen, zünden Sie eine Kerze für Sie beide an, vielleicht jedes Mal der andere. Bitte trauen Sie sich, dazu zu sprechen: „Das Licht dieser Kerze soll für uns und unsere Liebe scheinen." Allein dieses kleine Ritual – das Sie übrigens, wenn Sie möchten, auch auf Ihrem Esstisch vor jeder gemeinsamen Mahlzeit vollziehen können – verändert die gesamte Stimmung in Ihrem Raum. Erleben Sie es – Sie werden merken, was geschieht.

Wenn möglich, sollten Sie einen CD-Spieler oder einen USB-Stick mit einem Abspielgerät greifbar haben – falls Sie bei Ihren Übungen Mantra-Musik oder Instrumentalmusik klingen lassen wollen, die Ihnen gefällt. Bitte keine Rockmusik oder Schlager – sie lenken Sie zu sehr ab von dem, was Sie gemeinsam tun.

Nach der kurzen Übungsfolge sollten Sie eine Zeit der Entspannung einplanen – am besten zwischen 8 und 11 Minuten. Bitte nicht länger: 11 Minuten helfen Ihnen, die energetische Information der Übungen in Ihren Körper zu „übersetzen". Haltungen für Paare für diese Entspannung, die man im Yoga „Yoga Nidra" nennt, finden Sie im folgenden Abschnitt. Sie können dabei übrigens einfach nur ruhen oder aber eine Fantasiereise hören. Diese unterstützt das Thema der Übungsfolge. Wenn Sie es sich ganz schön machen wollen, sprechen Sie die Fantasiereisen auf eine CD oder auf einen MP3-Spieler und legen sich, wenn die Zeit für die Entspannung kommt, einfach hin und schalten Ihre Aufnahme an. Die eigene Stimme wirkt besser auf Ihr Unterbewusstsein als die irgendeines anderen Menschen.

Im Anschluss an die Entspannung praktizieren Sie dann bitte die angegebene Meditation – oder irgendeine andere aus dem Buch. Halten Sie sich bitte sowohl an die Haltungen wie auch an die angegebene Zeit – all dies hat einen Hintergrund, den ich Ihnen bei der entsprechenden Meditation auch nenne.

Beispiele für Musik, die zu den Übungen passt, sowie Bezugsquellen dazu finden Sie im Anhang.

Bitte ehren Sie diese gemeinsame Zeit. Bleiben Sie, wenn Sie die Übungen abgeschlossen haben, eine Weile, wenn möglich, in dieser Ebene der Nähe und Verbundenheit. Gehen Sie nicht sofort zu Ihrem Alltag über, und wenn, tun Sie etwas gemeinsam. Sie werden merken, dass sich nach und nach in Ihnen auch das Bedürfnis einstellt, dem anderen weiter nahe zu sein.

Der Rahmen: Wie Sie beginnen und wie Sie aufhören

Beginnen Sie jede Übungsreihe mit einem Gruß an den Partner. Erlauben Sie, dass Sie bereit sind, tiefer zu sehen als nur bis zum unmittelbar Sichtbaren.

Singen oder sprechen Sie dazu dreimal dann das Mantra ONG NAMO GURU DEV NAMO – Ich begrüße die schöpferische Kraft in dir, ich begrüße die Kraft in uns, die uns vom Dunklen zum Licht führt.

Wenn Sie singen, dann singen Sie alles auf einen Ton, bis auf das „DEV", das sollte einige Töne höher klingen.

Schauen Sie sich dabei in die Augen. Verneigen Sie sich dann voreinander, wenn Sie möchten.

In der **Entspannungsphase** können Sie zwischen folgenden Positionen wählen, die alle helfen, Ihre Polaritäten weiter zu balancieren:

Legen Sie sich einfach nebeneinander und halten Sie sich an den innenliegenden Händen.

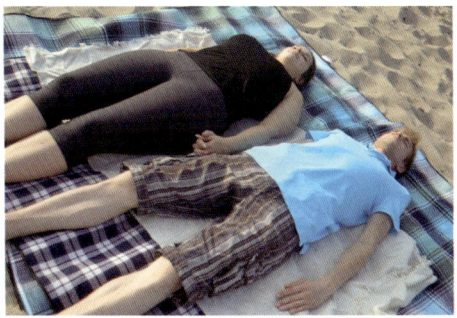

Sie können sich auch Rücken an Rücken setzen, die Augen geschlossen, die Hände in der Gyan Mudra genannten Haltung (Daumen und Zeigefinger aneinander, die Handflächen nach oben, die Handrücken auf den Knien).

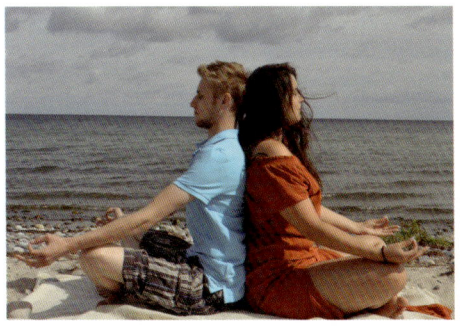

Oder Sie legen sich so auf den Rücken, dass Ihre Füße neben dem Kopf Ihres Partners ruhen. Legen Sie die innenliegende Hand auf den Nabelpunkt des Partners und legen Sie Ihre freie Hand über die Hand des Partners. Atmen Sie lang und tief.

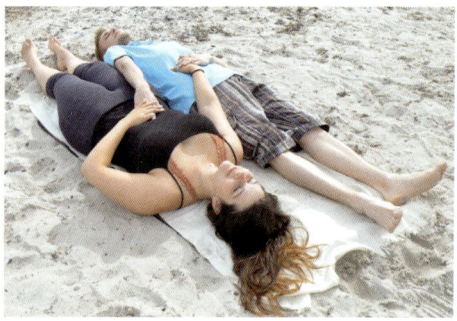

Wenn Sie die Zeit der Entspannung beenden möchten, dann tun Sie dies möglichst folgendermaßen:

- Räkeln und recken Sie sich, verbinden Sie sich wieder mit Ihrem physischen Körper, spüren Sie sich auf der Erde liegen.
- Atmen Sie das Erlebte in Ihren physischen Körper hinein, atmen Sie intensiv, lang und tief.
- Heben Sie die angewinkelten Beine an, halten Sie die Knie fest und schaukeln Sie von rechts nach links hin und her. So entspannt sich noch einmal Ihre Lendenwirbelsäule.

- Reiben Sie dann Ihre Hände und Ihre Füße gegenein-
ander. Durch diese Aktivierung der Enegeriezentren in
Händen und Füßen energetisieren Sie Ihren ganzen Körper.
- Halten Sie nun die Knie fest und rollen Sie auf der Wirbelsäule vor und zurück, bis Sie zum Sitzen kommen.

Zum **Abschluss** setzen Sie sich wieder voreinander hin wie
am Anfang. Legen Sie Ihre Hände in der Gebetsposition aneinander und schauen Sie sich in die Augen.

Sprechen Sie gemeinsam oder abwechselnd:
„Möge unsere Liebe niemals enden."
„Möge ich immer das Schöne in dir sehen."
„Möge unsere Liebe immer stärker sein als unsere Angst."

Und dann verneigen Sie sich voreinander und sprechen da-
bei die Worte: SAT NAM.
SAT bedeutet Wahrheit und NAM bedeutet die innerste
Identität – das, was wir im Kern wirklich sind.

Beenden Sie dann die Sitzung. Danken Sie einander. Klären
Sie den Raum – löschen Sie die Kerze, öffnen Sie kurz das
Fenster, machen Sie alle elektrischen Geräte aus, sprühen
Sie eventuell ein klärendes Duftspray in den Raum. So wird
er wieder frisch und klar, bis zur nächsten Sitzung.

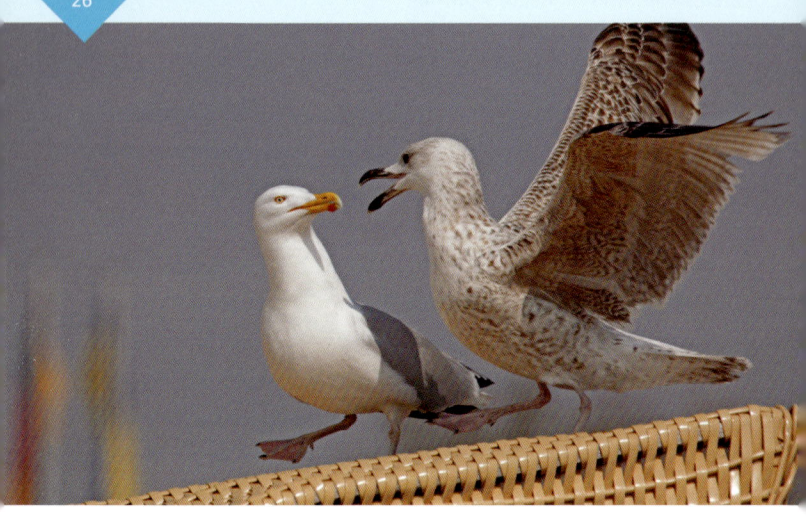

KAPITEL 1
Deine Wahrheit, meine Wahrheit

Wir alle suchen also nach Liebe! Wie diese aber zu uns kommen soll, wie wir lieben wollen und geliebt werden wollen, das unterscheidet sich doch sehr von Mensch zu Mensch. Am Anfang der Beziehung geschieht dies fast auf magische Weise. Kaum aber ist ein Paar länger zusammen, zieht vielleicht gar in eine Wohnung, dann zeigen sich diese Unterschiede, unausweichlich. Es gibt Missverständnisse, latenten Ärger, Unzufriedenheit, bei einem oder bei beiden Partnern. Und nach und nach nimmt der Glanz der ersten

Liebe ab. Deshalb spricht man von der „rosaroten Brille" am Anfang einer Beziehung und meint, dass diese im Laufe der Zeit verschwindet, sodass man dann den Partner erst so sehen könne, wie er oder sie wirklich ist.

Nichts könnte weiter von der Wahrheit entfernt sein. Denn wenn wir länger zusammen sind, dann nehmen wir nicht die „rosarote Brille" ab, sondern wir setzen unsere eigene „Ego-Brille" auf. Das bedeutet, wir beginnen den anderen nicht mehr in seinem wahren Wesen zu erkennen, sondern ihn oder sie durch unsere eigene Brille zu sehen und zu beurteilen – und die ist meist ziemlich verzerrt. Wir beginnen nämlich, aufeinander zu reagieren – auf bestimmte Signale, auf bestimmte Worte, auf bestimmte Handlungen. Diese interpretieren wir dann auf unsere Weise, so, wie wir es gewohnt sind, – und meinen, das müsse doch die Wahrheit sein. Ist es auch. Aber nur unsere eigene Wahrheit und keineswegs die des Partners.

Übung

Setzen Sie sich beide mit einem Blatt Papier hin und schreiben Sie oben auf die Seite: Wie ich dir meine Liebe zeige. Darunter schreiben Sie all das, was Ihnen einfällt, all die kleinen und die großen Dinge, mit denen Sie Ihre Liebe zeigen: dass Sie daran denken, welchen Käse er oder sie mag, dass Sie morgens aufstehen und ihm oder ihr den Kaffee ans Bett bringen. Dass Sie vielleicht darauf achten, den billigsten Stromanbieter zu finden, oder abends wirklich früh nach Hause kommen, obwohl Ihr Chef dann ein langes Gesicht zieht. Dass Sie mitkommen zu seiner oder ihrer Familie, wenn Festtage sind, obwohl Sie sich manchmal wirklich überwinden müssen. Und, und, und...

Auf die Rückseite Ihres Blattes schreiben Sie: **Wann ich mich von dir geliebt fühle.** Und darunter schreiben Sie all die kleinen und großen Momente, in denen Sie diese Liebe spüren oder gerne spüren würden.

Und dann, einen Tag später oder noch am selben Tag, setzen Sie sich zusammen und lesen sich gegenseitig erst die eine Seite des Blattes vor und dann die andere, abwechselnd, jeder immer einen Punkt. Achten Sie dabei auf Ihre Gefühle – und Ihre Gedanken. Es kann sein, dass Sie ganz glücklich werden bei dieser Übung, weil Sie merken, wie oft Sie geliebt werden, jeden Tag. Es kann aber auch sein, dass Sie merken, wie selten Ihre Art, Ihre Liebe zu zeigen, zu dem passt, was der Partner unter Geliebtwerden versteht. Und umgekehrt. In jedem Fall können Sie viel erfahren über den Partner – vor allem über seine Wünsche und Sehnsüchte. Das kann ein wichtiger Anfang für Sie sein, ihn oder sie ganz neu zu sehen.

* * *

Wenn Paare zu uns in die Beratung kommen, dann sagen sie deshalb meist, sie hätten „ein Kommunikationsproblem". Das bedeutet, dass sie meist unterschiedlicher Meinung über das sind, was sich zwischen ihnen abspielt. Und jeder Partner glaubt, wenn der oder die andere die problematischen Situationen so sehen könnte, wie er oder sie es selbst sieht, dann müsste doch alles in Ordnung sein. Wir als Berater sollen also dem jeweiligen Partner oder der Partnerin beibringen, wo er oder sie die ganze Sache doch falsch sieht, damit jeder seinen Irrtum korrigieren und das Paar wieder glücklich sein kann.

Natürlich müssen wir oft „übersetzen", was ein Partner wirklich meint und fühlt. Aber nicht, weil der andere etwas „falsch" sieht, sondern weil Paare viel Zeit damit verbringen, verzweifelt dem anderen die eigene Sicht der Dinge nahezubringen, um wirklich verstanden zu werden. Da dies aber gleichzeitig beide Partner tun, ist dann niemand mehr da, der wirklich verstehen kann, sondern nur zwei, die nicht verstanden werden. Wir müssen also Paaren als Erstes nahebringen, dass der andere wirklich „anders" ist – mit einer anderen Welt, in der er sich bewegt, einer anderen Sprache, einer anderen Sichtweise auf Dinge, Menschen und Situationen.

Das klingt wie eine Selbstverständlichkeit, ist aber eine der schwersten – und wichtigsten – Erkenntnisse, die man in einer Partnerschaft haben kann. Denn nach der ersten Phase der Verliebtheit setzt bei jedem der Partner die alten Muster seines Lebens wieder ein – und jeder zeigt sich dem anderen mit all den Wunden, den Bewältigungsmustern, den fehlgeleiteten Hoffnungen und auch der ganzen Härte seiner Lebenserfahrungen. Ob nun einer der Partner gelernt hat, sich abzuschotten, weil in seinem Elternhaus die Eltern dauernd gestritten haben, und deshalb jedes Mal das Haus verlässt, wenn Streit droht; ob ein anderer sich gegen die wohlgemeinten Übergriffe einer besorgten Mutter zur Wehr setzen musste und heute deshalb nicht „zuhört", wenn der Partner „Ansprüche" stellt; ob ein Partner gelernt hat, möglichst nur für andere da zu sein und nichts für sich zu wollen, und so den anderen ständig ins Unrecht setzt; oder ob ein anderer unbedingt Karriere machen m u s s, weil er oder sie meint, nur so wertvoll und wichtig zu sein – jeder von uns bringt in die Partnerschaft das mit, was man „die eigene Wahrheit" nennen kann. Und diese Wahrheit trifft dann auf die Wahrheit des anderen – in der eine ganz eigene Sprache, ganz eigene Tonfälle, ganz eigene Interpretationen gelten.

Passen Paare deshalb dann überhaut zusammen? Tatsächlich gehen viele Partnerschaften auseinander, weil die Liebenden an eben dieser Unterschiedlichkeit scheitern. Tatsächlich aber gibt es niemanden, der auf Dauer zu einem „passt", sondern nur jemanden, den man wirklich lieben lernen kann – genau wie sich selbst. Nicht, indem man die Augen verschließt für seine oder ihre Fehler, nicht, indem man versucht, sich so zu anzupassen, dass es möglichst keine Konflikte gibt; nicht, indem man auf sein eigenes Glück verzichtet und sich einredet, dass sei eben die „Liebe", sondern indem man erkennt, dass Partnerschaft wirklich Heilung bedeuten kann, Heilung für sich und für den anderen, Heilung von all den Mustern, die man einmal für sich eingerichtet hat, um nicht so verletzlich zu sein, Heilung von den Überzeugungen von sich und der Welt, Heilung auch an all den Punkten, an denen man sich zu verlieren scheint und an denen man sich letztlich selbst noch nicht liebt.

Denn wir haben alle gelernt zu hoffen, auf eine bestimmte Weise Liebe, Anerkennung, Bestätigung zu finden – aber nur deshalb, weil wir alle Wunden der Liebe in uns tragen. Wunden, weil wir nicht wirklich glauben, wertvoll zu sein, liebenswert zu sein, richtig zu sein. Wir hoffen deshalb, wenn wir uns nur in einer bestimmten Weise verhalten, dann müsse der andere uns doch das geben, was wir uns so mühevoll verdient haben. Deshalb sind wir auch so unglaublich enttäuscht, wenn genau dies nicht passiert, denn wir haben uns doch so bemüht, uns so angestrengt, so viel gegeben!

Spirituell betrachtet versuchen wir damit jedoch, unseren Partner in unsere Welt des Ich, des Ego, hineinzuziehen, in unsere Interpretationen, in unsere Sichtweisen, in unser Skript vom Leben, in unseren „Schmerzkörper", nicht bewusst, nicht in böser Absicht – sondern weil wir auf Heilung durch den Partner hoffen. Genau das geschieht auch – aber ganz anders, als wir es gedacht hätten. Denn gerade die Weigerung unseres Partners, uns das zu geben, was wir zu brauchen meinen, bringt uns in Kontakt mit dem, was wir niemals mehr fühlen wollten – und was uns das Tor zu unserer wirklichen Heilung öffnen kann. Wenn wir bereit sind, uns auf uns selbst – auf die Erkenntnis unseres Selbst und unserer Muster – einzulassen, mit allem Mitgefühl, aller Barmherzigkeit und aller Wertschätzung – dann können wir einen Weg durch die Irrwege unseres Ego finden – und letztlich davon frei werden.

Das ist das große spirituelle Geschenk der Partnerschaft und der Liebe – und ihr erster Schritt besteht darin, aufzuhören, den anderen in die eigene Wahrheit hineinziehen zu wollen; zu erkennen, dass das, was der andere tut und fühlt, keineswegs das ist, was wir daraus machen; aufzuhören, Schubladen zu öffnen und den anderen hineinzustecken, sondern annehmen zu lernen, was man in sich selbst fühlt und spürt – und was der andere spürt und fühlt; im achtsamen Bewusstsein, dass dies die erste Schicht des Ego überwinden kann – das Gefangensein in Vorstellungen und Interpretationen über sich selbst und über den anderen.

In der ersten **Übungsfolge des Paar-Yoga** können Sie mit all diesen Mustern in Berührung kommen: mit den Interpretationen, mit den Missverständnissen, mit den Ungleichheiten, mit Ihren Mustern, all dem zu begegnen. Mit der Hoffnung und der Enttäuschung, wenn es nicht so geht, wie Sie wollen. Aber auch mit der Hingabe und der Bereitschaft, ganz Neues zu erfahren, wenn Sie bereit sind, sich wirklich auf den anderen einzulassen. Und mit der ersten Erfahrung, wie anders Ihr Blick wird, wenn Sie erlauben, den anderen wirklich in seiner ganz eigenen Wahrheit zu erfahren und zu erkennen. Lassen Sie sich darum ein auf diese Erfahrung, spüren Sie die gegenseitige Notwendigkeit, sich zu unterstützen genau in den Problemen, die jeder hat, und beginnen Sie, dies als Chance zu begreifen. Versuchen Sie, wenn Sie in die Augen des anderen eintauchen, tiefer zu sehen als nur bis zur Farbe seiner oder ihrer Iris. Augen sind die Tore zur Seele: Was zeigt sich in ihnen, wenn Sie genau hinsehen? Schenken Sie sich ein Lächeln – es versüßt diesen Moment! Die **Meditation** bringt Sie in Verbindung mit dieser Einzigartigkeit des anderen – und in eine Bereitschaft, diese besondere Einzigartigkeit, die Sie beide sind, zuzulassen.

Paar-Yoga-Sequenz:
Deine Wahrheit, meine Wahrheit

Übung 1

Teil 1: Stellen Sie sich Rücken an Rücken, möglichst nah aneinander, die Schultern nach unten gedrückt, die Hände zu Fäusten geballt, die Daumen innen. Lassen Sie den Kopf nach hinten fallen, bis er auf der Schulter Ihres Partners liegt. Nehmen Sie wahr, wie sehr Sie sich hier Ihrem Partner anvertrauen können. Atmen Sie in den Himmel hinein, lang und tief, 2 Minuten lang.

Wirkung: Sie aktivieren auf diese Weise Ihr sogenanntes „Drittes Auge" zwischen den Augenbrauen, den Ort Ihrer spirituellen Weisheit. Durch die Neigung des Kopfes wird die übliche Art, zu denken und zu handeln, die mit einer Spannung im Nacken und im Hinterkopf, dem Ort des Überlebensgehirns, einhergeht, aufgelöst. Wichtig ist hierbei, den Kopf wirklich loszulassen und die Fäuste ein Gegengewicht zum Kopf bilden zu lassen. Sie halten mit den Fäusten den Daumen fest, der nach yogischer Lehre den Ort des Ich, des Ego, bildet, aber auch des Höheren Selbst, wenn er transformiert ist. Das kann energetisch durch das Zusammenpressen der Fäuste erreicht werden.

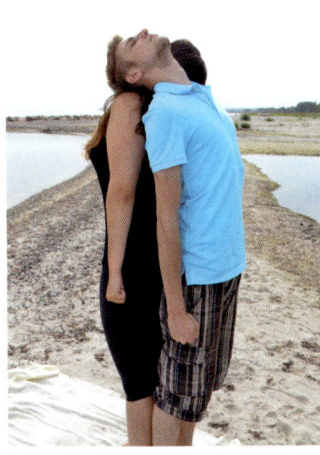 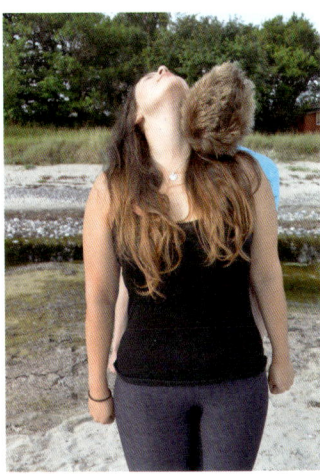

Dauer: 2 Minuten

Teil 2: Nach zwei Minuten
atmen Sie bitte tief ein,
drehen sich um und legen
die Stirn aneinander. Ausatmen und im Rücken des
Partners die Hände zu ei-
nem Dreieck legen, wobei
die Daumen einander be-
rühren und die aneinandergelegten Zeigefinger nach
unten zeigen. Eine Minute

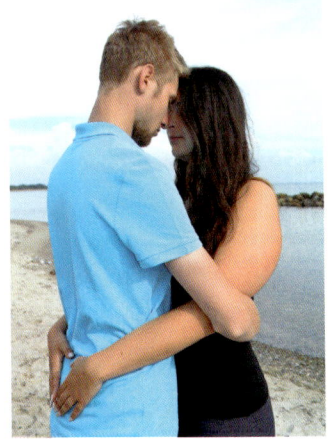

entspannt so in dieser Haltung atmen, dabei die Berührung des „Dritten Auges" spüren.

Wirkung: Die beiden Stirnpunkte bringen Ihre „Dritten Augen" zusammen und verbinden sie miteinander, die Atmung aktiviert diesen Punkt. Die Handhaltung nennt man das „Yoni Mudra". Es bewirkt, am unteren Rücken angelegt, eine Heilung der Wunden des Ich.

Übung 2

Bitte kommen Sie in die Position des „nach unten schauenden Hundes" voreinander. Dann heben Sie mit dem Einatmen den Kopf und schauen einander an, beim Ausatmen beugen Sie den Kopf wieder nach unten und schließen die Augen.

Wirkung: Der „nach unten schauende Hund" entspannt die Wirbelsäule. Wenn Sie sich beim Einatmen anschauen, forcieren Sie durch die leichte Stress-Haltung beim Kopfheben den Blick. Bitte richten Sie den Blick vor allem auf den Stirnpunkt zwischen den Augenbrauen, den Sitz der Weisheit.

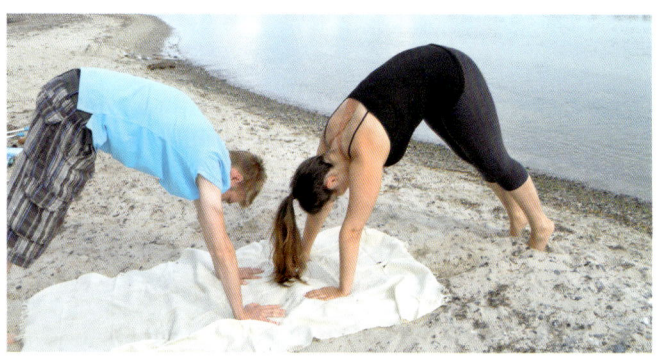

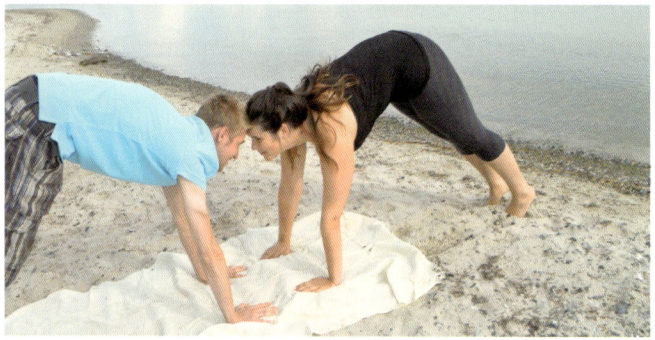

Dauer: 2 Minuten. Zum Abschluss atmen Sie bitte ein, schauen sich an und lassen sich ausatmend langsam auf alle Viere hinunter.

Übung 3

Doppelter Bogenschütze: Bitte stehen Sie voreinander, ein Bein nach vorn gestellt, die Füße aneinander, den anderen Fuß im 90-Grad-Winkel dazu etwa einen Meter dahinter. Kommen Sie in die Knie, so tief es gut geht. Legen Sie die Hand, die über dem vorderen Bein ist, zu einer Faust, die Daumen hoch und zurückgezogen, legen Sie die Faust dann fest an die Achselhöhle Ihres Partners. Die andere Hand senkrecht nach oben nehmen, die Handfläche berührt die des Partners, halten Sie intensiv Augenkontakt, atmen Sie tief.

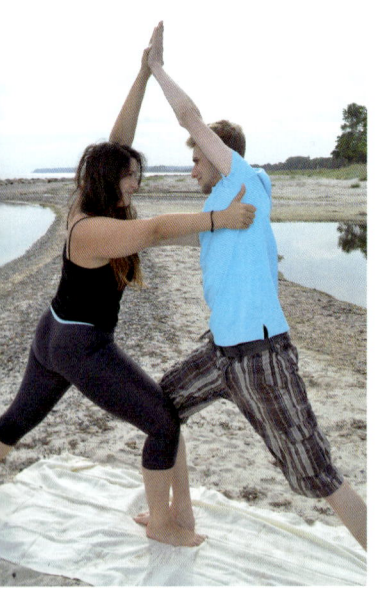

Wirkung: Die Übung verstärkt die Konzentrationskraft und Ihren Willen, etwas zu bewirken. Der intensive Blick lässt Sie die Wahrheit des anderen erkennen, ohne dass sich Ihr Verstand dazwischenschaltet.

Dauer: 2 Minuten mit langem, tiefem Atem, dann die Seite wechseln, erneut 2 Minuten.

Übung 4

Rückenlage, die Köpfe nebeneinander, sodass sie von der Schulter des Partners gehalten werden. Halten Sie gegenseitig Ihre Handgelenke fest. Drücken Sie den Rücken fest in den Boden. Ganz langsam nun die aneinandergelegten Beine heben, bis sie senkrecht nach oben zeigen, dabei die Bauchmuskeln fest anspannen. Oben angekommen, einige tiefe Atemzüge nehmen. Dann langsam die Beine wieder senken.

Wirkung: Sie aktivieren mit dieser Übung praktisch alle Energiezentren des Körpers: Sie verbinden sich mit der Erde, halten kraftvoll die Bauchmuskulatur angespannt, atmen durch Ihr Herz, spüren Kopf und Nacken gehalten von Ihrem Partner und entspannen gleichzeitig Ihren Geist. Auf diese Weise kommt eine totale Entspannung zustande, während Sie gleichzeitig Energie aufbauen. Das kann Ihnen helfen, nicht mehr miteinander zu kämpfen und zu konkurrieren, sondern sich anzuvertrauen.

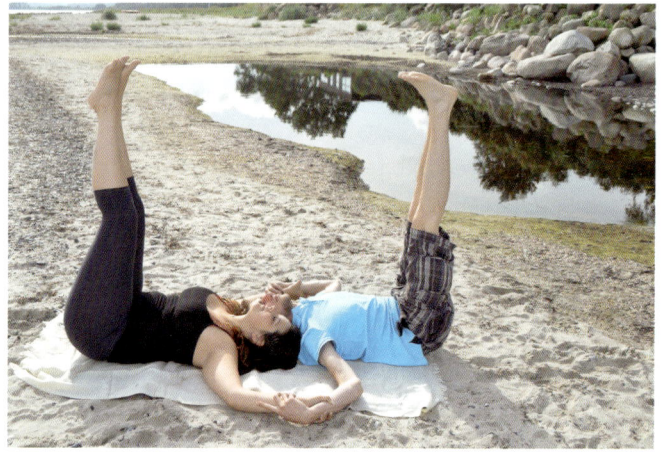

Dauer: 5-mal wiederholen. Dann die Beine heben, den Atem halten, zum Partner spüren und langsam gemeinsam ausatmend die Beine senken.

Übung 5

Doppelte Rückendrehung: Bitte setzen Sie sich in die Einfache Haltung, Rücken an Rücken. Legen Sie bitte die rechte Hand auf das Knie des Partners, die linke Hand auf das eigene Knie auf die Hand des Partners, wobei Sie hier Daumen und Zeigefinger aneinanderlegen. Drehen Sie den Oberkörper in Richtung auf das Knie des Partners, atmen Sie lang und tief. Nach 5 Atemzügen wechseln Sie die Seite.

Wirkung: Die Übung entspannt Ihre Wirbelsäule und bringt Sie gleichzeitig körperlich in einen intensiven Kontakt. Sie lösen Spannungen und erleben körperlich Ihre Verbundenheit. Das kann Ihnen helfen, Unterschiedlichkeiten zu überwinden und sie als Chancen und Ergänzung zu begreifen.

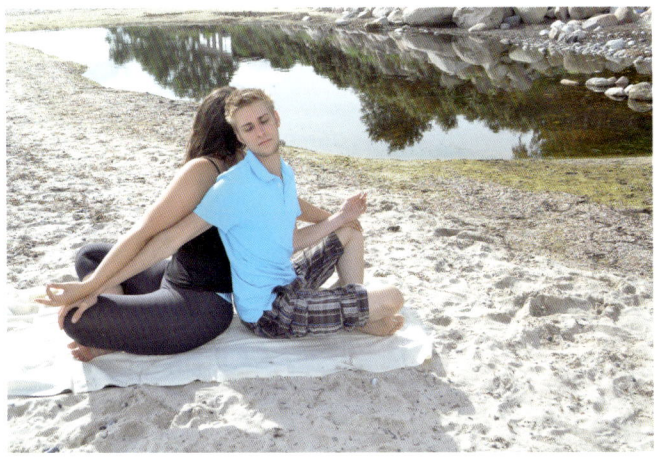

Dauer: 2 – 3 Minuten. Zum Abschluss atmen Sie gemeinsam tief ein, halten Sie den Atem kurz an und spüren Sie in den Rücken des Partners. Atmen Sie dann aus.

Übung 6

Doppelte Rückendrehung II: Aus der vorherigen Haltung lassen Sie sich bitte ganz nach hinten sinken. Lassen Sie eine Hand auf dem Knie des Partners ruhen, die freie Hand zeigt nach oben in die Luft und berührt die Handfläche des Partners, die Ihnen dadurch Halt gibt. Lang und tief atmen, nach 5 Atemzügen die Seite wechseln.

Wirkung: Das Vertrauen in den anderen wird größer – Sie benötigen für diese Drehübung viel davon. Auch wenn sie leicht aussieht – in Wirklichkeit müssen Sie sich halten lassen und die Hand des anderen finden, damit Sie die Streckung nach oben, zum Licht und zum Wissen, erhalten können.

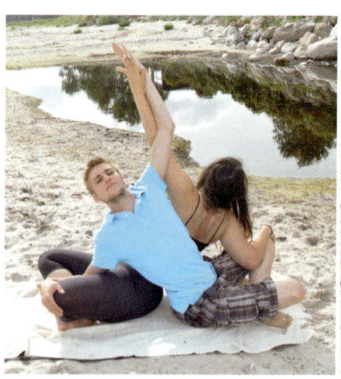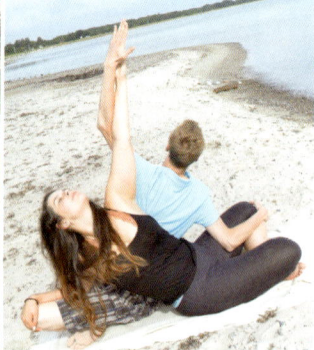

Dauer: 4-mal die Seiten wechseln, dann nachspüren. Danken Sie einander.

Übung 7

Doppelte Atemschaukel: Bitte setzen Sie sich in die Einfache Haltung, Rücken an Rücken. Ein Partner beugt sich ausatmend nach vorn, die Hände vor sich auf den Boden gelegt. Der andere Partner lehnt sich, gleichzeitig einatmend, über den Rücken des gebeugten Partners, die Arme aneinander, nach hinten gestreckt. 5 Atemzüge lang die Position halten, dann zur anderen Seite neigen, ebenfalls fünf Atemzüge lang halten. Das ist eine Runde.

Wirkung: Diese Übung dehnt den Brustraum und öffnet damit das Herz. Die aneinandergelegten Hände strecken die Achselhöhlen und helfen, Schulterspannungen abzubauen. Die Gegenposition ist eine Demutshaltung: Wir verneigen uns vor dem Weg des anderen und helfen ihm/ihr dabei, sich dem Geistigen anzuvertrauen. Körperlich entspannen wir die Wirbelsäule und das Becken.

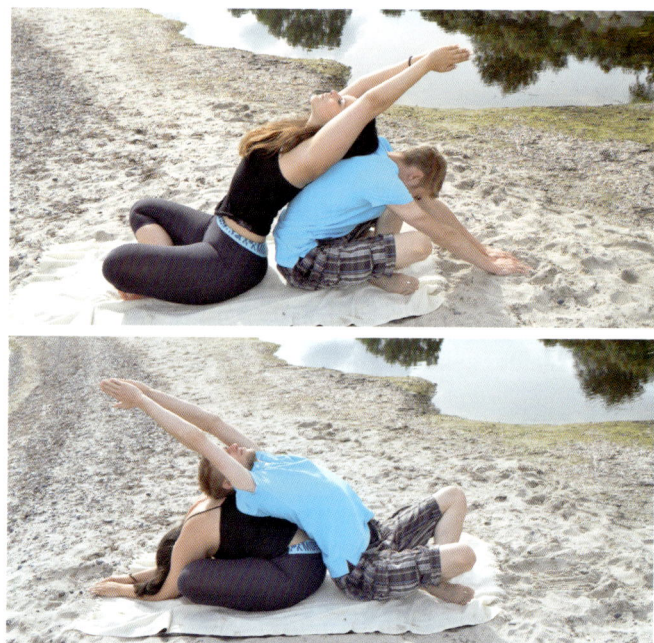

Dauer: 5 Runden, dann langsam aufrichten.

Übung 8

Doppeltes Holzbündelrollen: Bitte legen Sie sich auf den Rücken, nebeneinander. Die Arme sind neben dem Körper. Mit Schwung drehen Sie sich einatmend voneinander weg, einmal ganz herum, bis Sie wieder auf dem Rücken liegen. Dort ausatmen. Einen tiefen Atemzug nehmen, dann einatmen und wieder aufeinander zurollen. Dort ausatmen. Das ist eine Runde.

Wirkung: Das Holzbündelrollen aktiviert und energetisiert den ganzen Körper – und es macht wirklich Spaß! Wichtig ist, dass Sie die Arme ganz fest am Körper halten, dann geht die Drehung wie von selbst! Vielleicht rollen Sie auch übereinander, wenn Sie zusammenkommen – dann darf gelacht werden!

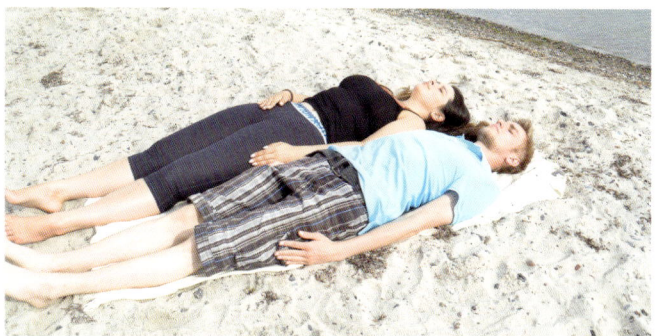

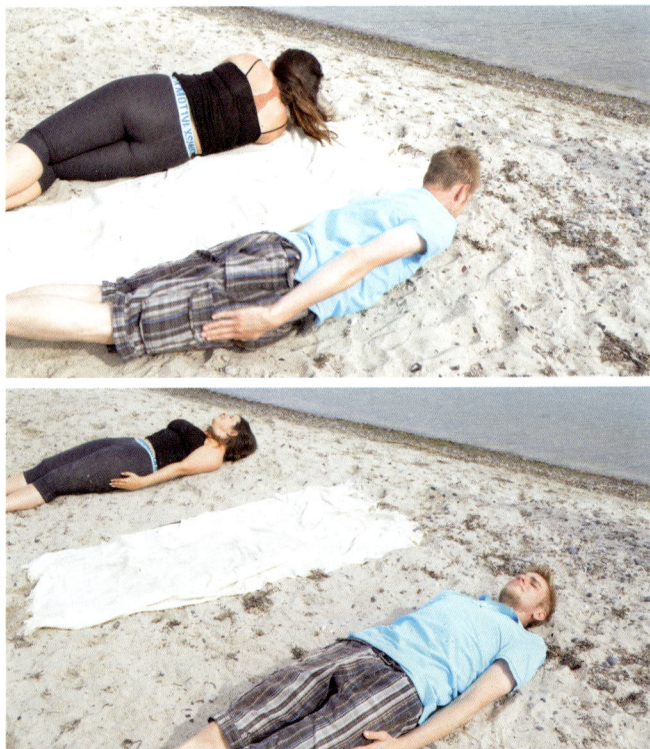

Dauer: 5 Runden.

Übung 9

Liebe schicken durch die Hände: Bitte setzen Sie sich in den Schneidersitz. Legen Sie bitte die Hände auf die Knie, wobei Ihre linke Hand nach oben zeigt und die rechte nach unten. Legen Sie nun die Hände aufeinander. Bitte atmen Sie in die linke Hand ein und in die rechte aus, stellen Sie sich dabei vor, dass Ihre linke Hand die Liebe Ihres Partners aufnimmt und Ihre rechte Hand Ihre Liebe zu Ihrem Partner lenkt. Bitte schauen Sie sich dabei in die Augen, spüren Sie Ihren Atem, Ihr Herz, Ihre Liebe.

Wirkung: Mit dieser meditativen Übung überschreiten Sie die Begrenzungen Ihres Ich und sehen die Wahrheit des anderen. Sie können merken, dass es dabei nicht um „Wahrheiten" geht, sondern um „die Wahrheit", die unendlich und ewig vorhanden ist. Das kann Ihnen helfen, nicht auf Ihren persönlichen Wahrheiten zu bestehen.

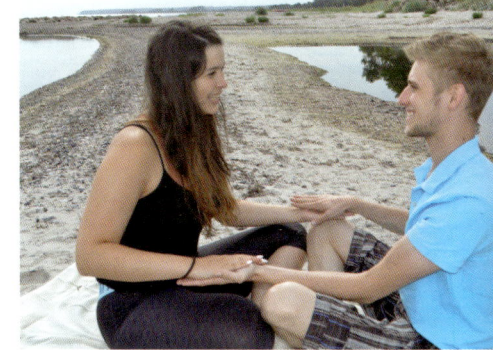

Dauer: 3 – 5 Minuten. Danach schenken Sie sich eine Umarmung.

Entspannung: Dein wahres Gesicht

Vorbereitung: Bitte legen Sie sich auf den Rücken, den Kopf an den Füßen des Partners, eine Hand auf dem Nabel des Partners, die andere auf der Hand des Partners auf Ihrem Nabel.

Atmen Sie lang und tief, entspannen Sie sich, bleiben Sie jedoch bewusst im Kontakt miteinander. Lassen Sie den Körper weich und schwer werden, lassen Sie sich wie in den Boden einsinken.

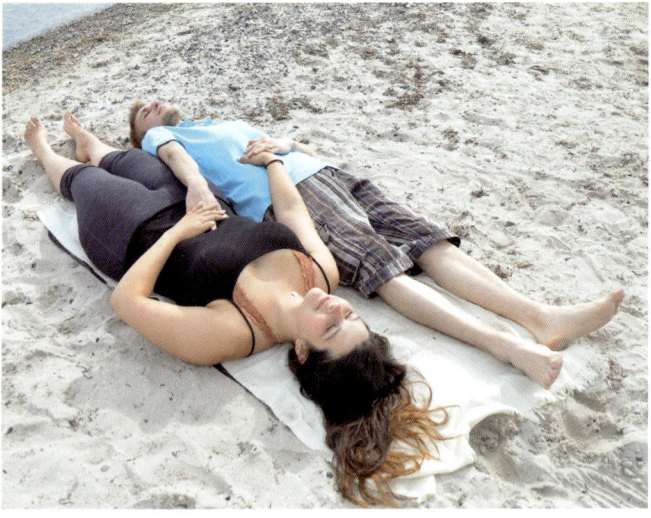

Imagination: Lassen Sie nun vor Ihrem inneren Auge das Gesicht Ihres Partners erscheinen – so, wie er/sie in seiner/ihrer höchsten Wahrheit aussieht. Schauen Sie hin, lassen Sie sich von dem Licht, von der Erscheinung dieses Gesichtes anmuten. Spüren Sie Ihre Sehnsucht, nach Einheit mit diesem Gesicht. Spüren Sie Ihre Liebe.

Zeitdauer: 3 – 11 Minuten.

Meditation: Doppelte SAT NAM-Welle

Bitte setzen Sie sich in den Schneidersitz voreinander, die Hände im Gyan Mudra (Daumen und Zeigefinger aneinander). Chanten Sie nun das Mantra SAT, wobei Sie das „A" des Mantras „SAT" sechsmal wie eine auf- und absteigende Welle (wie das Geräusch eines im Einsatz befindlichen Feuerwehrwagens) wiederholen, das „t" von „Sat" dann ganz kurz und scharf aussprechen und dann 1 x kurz die Silbe NAM ganz weich und etwas tiefer folgen lassen.

Das Mantra SAT bedeutet Wahrheit und NAM bedeutet Identität, SAT NAM bedeutet: Ich bestätige deine Identität.

Sie sollten sich dabei vorstellen, dass das Sa-a-a-a-a-at nach und nach in Ihrer Wirbelsäule emporsteigt und dann beim Nam ihre Kehle und den Stirnpunkt erreicht. Schauen

Sie sich intensiv in die Augen. Versuchen Sie, eine gemeinsame Melodie zu finden.

Wirkung: Diese Meditation führt Sie über Ihre persönliche
Wahr-Nehmung in die überpersönliche Wahr-heit. Sie aktiviert Ihre Energiezentren im Rücken. Das abschließende
NAM grüßt die eigene Wahrheit und die des Partners, die
so nicht mehr gegeneinanderstehen, sondern in der Essenz
eins sind.

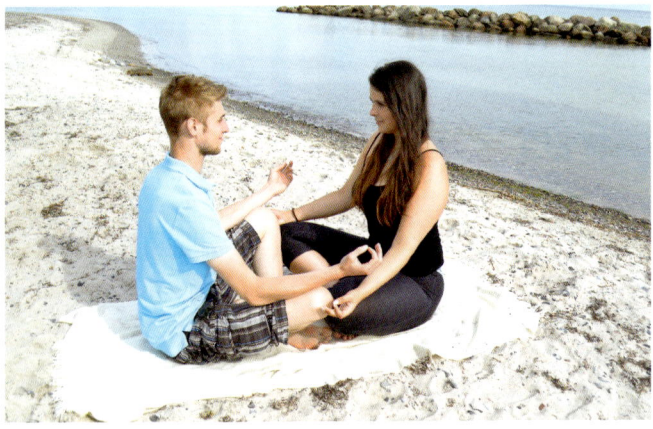

Dauer: Chanten Sie das Mantra 3 Minuten lang. Dann tief
ein- und ausatmen und entspannen. Bitte bedanken Sie sich
dann bei Ihrem Partner.

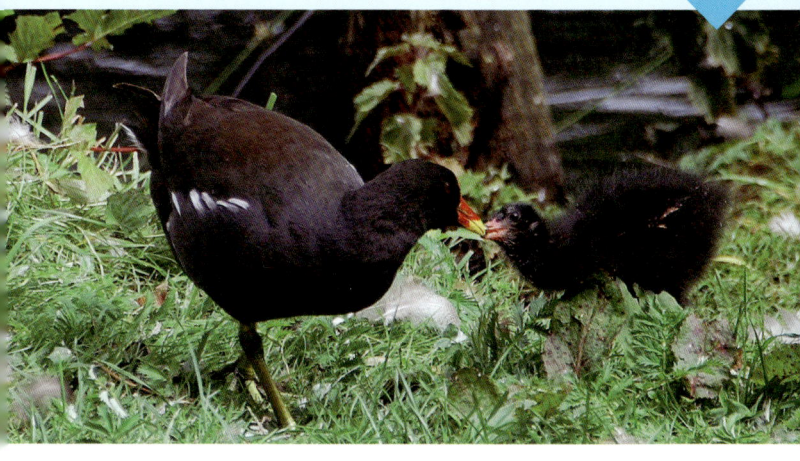

KAPITEL 2
Ich sehe das Kind in dir

Beginnen Sie dieses Kapitel mit einer kleinen Übung: Fragen Sie sich, wann Sie als Kind am glücklichsten waren. Welches war der seligste Moment, die fröhlichste Zeit Ihrer Kindheit? Wenn Sie vielleicht Urlaub machten, mit beiden Eltern, weil sonst beide oder einer von ihnen, beruflich bedingt, so wenig Zeit für Sie hatte? Wenn Ihr Bruder mal nicht da war und das Kinderzimmer endlich Ihnen allein gehörte? Oder wenn Sie mit dem Vater in der Werkstatt im Garten etwas gebaut hatten und er Ihnen stolz zunickte, weil Sie es gut gemacht hatten? Und dann erinnern Sie sich an den schlimmsten Moment Ihrer Kindheit: vielleicht als die Eltern Ihnen sagten, dass sie sich trennen. Oder als Sie nichts tun konnten, wenn die Eltern stritten. Als Sie eingesperrt wurden, weil Sie etwas angeblich Böses getan hatten. Oder wie Sie vergeblich versuchten, dem Vater etwas zu erzählen, er aber nur beschäftigt war und Sie kaum zur Kenntnis nahm.

Wenn Sie sich auf diese Augenblicke einlassen, dann spüren Sie, wie lebendig sie in Ihnen sind. Wie nah sie Ihnen kommen, auch wenn sie lange schon vorbei sind. Den Persönlichkeitsanteil, der all dies in Ihnen hervorbringt, nennt man das Innere Kind. Es ist natürlich kein echter Anteil Ihrer heutigen Persönlichkeit, sondern ein Teil dessen, was Sie geworden sind – so, wie wir alle aus all den Momenten bestehen, die es seit unserer Geburt, und manchmal auch schon während der Schwangerschaft, für uns gegeben hat. Dennoch ist dieser Teil in Ihnen sehr lebendig, denn er ist verbunden mit wirklich starken Gefühlen. Und mit Erfahrungen und Schlussfolgerungen, die wir mit ihm und durch ihn gelernt haben. Gehirnphysiologisch ist er verbunden mit dem Bereich des Mandelkerns, der Amygdala, und man weiß heute, dass alles tiefe, anhaltende Lernen mit diesem Gehirnbereich zu tun hat.

Das Innere Kind ist derjenige Teil in uns, der ganz lebendig ist und alles fühlen kann, was ihm begegnet, noch völlig unschuldig, verletzlich und sehr direkt. Leider ist es auch der Teil, den wir oft genug abgespalten haben, indem wir ihn weit weg von unseren Gefühlen gebracht haben, um ihn zu beschützen und abzuschirmen. Oft genug so weit, dass wir schwören würden, es gibt ihn in uns überhaupt nicht. Stattdessen sind wir verbunden mit unseren heutigen Gefühlen: Es ist doch wirklich unmöglich, dass er immer so spät nach Hause kommt, auch wenn er geschworen hat, früh da zu sein, um endlich mal die Kinder ins Bett zu bringen. Es ist doch wirklich unerträglich, wie abwertend Ihre Frau mit Ihnen umgeht! Es ist doch wirklich nicht zum Aushalten, wenn sie wegen der kleinsten Kleinigkeit so nörgelt und nörgelt und nörgelt! Und wir glauben dann, bei all unseren Reaktionen auf diese Unerträglichkeiten sei unser Erwachsenen-Ich am Werk: Wenn wir uns schweigend hinter den PC zurückziehen oder im Handy spielen, wenn wir nicht aufhören können, zu bohren oder zu diskutieren, wenn wir stundenlang mit einer Freundin telefonieren, um uns bestätigen zu lassen, wie schrecklich er doch ist.

In Wirklichkeit ist – ganz gleich, wie der Erwachsene gelernt hat, auf solche negativen Vorkommnisse zu reagieren, das Innere Kind am Werk. Oder besser: Es versucht sich bemerkbar zu machen. Dies kann es aber nicht, denn wir haben um seine Gefühle eine Schutzmauer aus Reaktionen gebaut. Das Fatale ist: Die Schutzschicht, die wir um das Innere Kind gelegt haben, ist auch voll von Gefühlen, selbst wenn wir nach außen völlig emotionslos aussehen – aber es sind andere Gefühle als die, die das Innere Kind selbst fühlen würde. Unsere Schutzschicht-Gefühle sind reaktive Gefühle, also Gefühle, die als Antwort auf etwas Schmerzhaftes in uns entstanden sind. Diese reaktiven Gefühle, die aus unserem Schmerzkörper kommen, nenne ich Emotionen – und Emotionen sind das Giftigste, was es in einer Partnerschaft überhaupt gibt.

Das Traurige ist, dass wir um diesen Unterschied nicht wissen, dass wir glauben, wir würden doch fühlen in unseren Beziehungen, während wir in Wirklichkeit etwas ganz anderes tun: Wir reagieren aufeinander, und zwar mit unseren Interpretationen und unseren Schutzgefühlen, mit unseren Emotionen. Das passiert in Sekundenbruchteilen – und wir können es nicht verhindern, jedenfalls solange wir kein Bewusstsein darüber entwickeln.

Im Yoga hat man versucht, Bewusstsein darüber herzustellen. Schon vor tausenden von Jahren sprechen die heiligen Texte des Yoga über unsere verzerrte Wahrnehmung, unsere Interpretation und unsere emotionale Besetzung dessen, was wir für unsere Wahrnehmung halten. Die Texte der Weisen wissen um die zerstörerische Kraft dieser Emotionen. Der Weg der Meditation bestand deshalb lange darin, möglichst erst gar nicht in die Fallstricke der Emotionen zu tappen. Er lehrte, Wahrnehmung und Interpretation trennen zu lernen, die emotionale Beteiligung als Täuschung, als Verzerrung, als Maya zu erkennen und zu überwinden.

Im Westen haben wir gelernt, dass solche Interpretationen, solche Täuschungen und Verzerrungen viel mit bisherigen Lebenserfahrungen zu tun haben und dass unsere Liebesbeziehungen sie einerseits hervorlocken und verstärken, andererseits jedoch auch die Chance bieten, auf eine ganz andere Weise mit ihnen umzugehen. Tiefe Liebesbeziehungen nämlich können uns heilen, können uns mehr und mehr mit unserem ursprünglichen Wesen und mit dem Wesen der Liebe selbst in Verbindung bringen. Das ist ihre tiefste, ihre spirituellste Aufgabe. Die Liebe zwischen zwei Menschen kann so alle Schleier der emotionalen Verzerrungen nach und nach beseitigen, kann uns so ermöglichen, zu unserem ganzen Potenzial zu kommen und das Licht dieser Liebe als Paar in die Welt zu tragen.

Der Weg dahin führt über ein immer mehr zunehmendes Bewusstsein. Ebenso, wie es zunächst erforderlich ist, die Andersartigkeit des anderen anzunehmen und aufzuhören, ihn oder sie nur durch unsere eigene Brille zu sehen, gehen wir im zweiten Schritt daran, die Verzerrungen der emotionalen Reaktion selbst wieder aufzulösen. Dazu ist es nötig, sie zurückzuführen zu dem, was sie bedecken: nämlich zu den echten Gefühlen des Herzens. Diese echten Herzensgefühle sind verbunden mit dem echten Fühlen des Inneren Kindes. Und der Weg der Heilung der Emotionen läuft also über die Befreiung des Inneren Kindes, mit all seiner Verletzlichkeit, mit seiner Traurigkeit, mit seiner Freude, seiner Wut und seiner Neugier.

Nun geht es nicht darum, einfach alle emotionalen Ladungen herauszulassen und dann zu hoffen, dass wir irgendwie schon beim echten Fühlen ankommen werden. Dieser Weg der reinen Katharsis wurde lange Zeit im Westen als sinnvoll erachtet und gelehrt. Er führt jedoch nach einer kurzen Befreiung nicht wirklich in die Liebe – weder in die Liebe zu sich selbst noch in die Liebe zueinander. Wenn wir dagegen das Innere Kind in uns zulassen und fühlen, dann beginnt etwas ganz anderes, der Weg des Herzens.

Übung

Denken Sie einmal daran, wann Sie das letzte Mal in Ihrer Beziehung irgendwie überreagiert haben. Vielleicht waren Sie bei einer Kleinigkeit eingeschnappt, vielleicht sind Sie aufgebraust, vielleicht haben Sie nicht mehr geredet. Denken Sie einfach an das jüngste Mal, als Sie so reagiert haben. Und dann fragen Sie sich: Nach Ihrer emotionalen Reaktion – wie haben Sie sich da gefühlt? Nicht ernst genommen, nicht wertgeschätzt, irgendwie falsch, böse oder zurückgewiesen? Spüren Sie das, was dadurch in Ihnen geweckt worden ist. Und dann, ob Sie dieses Glaubensmuster in sich wirklich erst in dieser Situation zum ersten Mal hatten oder ob es nicht viel älter ist, älter vielleicht als Ihre jetzige Beziehung.

Gehen Sie ganz zurück – dahin, wo dieser Glaubenssatz in Ihnen entstanden ist – und begegnen Sie Ihrem Inneren Kind. Lassen Sie sich innerlich, indem Sie dies einfach zulassen, erzählen, wie diese Meinung, diese Verletzbarkeit in Ihnen entstanden ist. Legen Sie dazu die Hände über Ihr Herz oder nehmen Sie ein Kissen in den Arm. Lassen Sie ein Bild kommen, hören Sie einen Satz, fühlen Sie, wie vielleicht Ihr Magen sich zusammenzieht oder Ihre Kehle eng wird. Nun sind Sie bei Ihrem Inneren Kind. Und dann sagen Sie ihm, mit Ihrem ganzen Herzensgefühl, dass Sie verstehen können, dass es damals eine solche Meinung über sich gebildet hat. Ernsthaft – sagen Sie dies in Ihr Inneres hinein. Spüren Sie, wie dies ankommt. Und sagen Sie ihm dann, wie wunderbar das Innere Kind ist, eben weil es so intensiv gefühlt hat.

Bitten Sie es, nun Ihnen zu vertrauen – weil Sie es lieben und es wertschätzen. Spüren Sie, was in Ihrem Inneren geschieht. Und dann – erzählen Sie Ihrem Partner davon, wenn Sie merken, dass er oder sie offen dafür ist.

Dem Inneren Kind im anderen zu begegnen, kann eine der tiefsten und beglückendsten Erfahrungen Ihrer Partnerschaft sein. Haben Sie keine Angst, dass Sie damit Ihren Partner zu einem „Kind" machen. Er oder sie sind weiterhin genauso erwachsen wie vorher. Aber die innere Instanz des Inneren Kindes braucht in beinahe allen Menschen Heilung. Und nur der Partner hat die Erlaubnis, diesen Teil von Ihnen zu sehen und zu entdecken, niemand sonst. Auf diese Weise kann das Innere Kind für Sie beide eine Quelle einzigartiger Verbundenheit werden.

Die folgende **Sequenz des Paar-Yoga** führt Sie zunächst in eine Situation emotionaler Betroffenheit – über Ihren Körper. Wenn Sie dies zulassen, spüren Sie, was in Ihnen wach wird, wenn Sie die Übungen machen. Gehen Sie mit all Ihrer emotionalen Energie in die Übungen hinein – Sie wird dann, über die Bewusstheit des Inneren Kindes, transformiert und aufgelöst. Danach kommen Sie in der Abschlussübung in Berührung mit dem Zustand reinen kindlichen Fühlens. Sie begegnen dem Inneren Kind im anderen und in sich selbst. Und Sie erfahren, dass Heilung durch Ihre Liebe und Ihre Bewusstheit möglich ist. Die abschließende **Meditation** führt Sie zum Erkennen des Inneren Kindes in Ihrem Partner und zur Freude über die Unschuld und die Verletzlichkeit, die das Innere Kind Ihnen gemeinsam schenken kann.

Paar-Yoga-Sequenz:
Ich sehe das Kind in dir

Übung 1

Stehen Sie einander gegenüber. Fassen Sie sich an den Handgelenken, geben Sie einander Halt. Ein Partner geht nun vor dem anderen in die Hocke und schaut gleichzeitig zu ihm hoch. In dieser Haltung einige Atemzüge nehmen und spüren, wie diese Haltung sich anfühlt – das Kleinwerden oder Großsein, das Hochschauen bzw. Herunterschauen. Und dann kommt der Partner aus der Hocke wieder hoch in den Stand und der andere Partner geht in die Hocke. Lang und tief atmen, schauen Sie einander intensiv in die Augen, spüren Sie sich.

Wirkung: Wenn Sie es schaffen, sich in der Hocke vom anderen wirklich halten zu lassen, kann dies Ihr Vertrauen zur Geborgenheit in Ihrer Beziehung sehr unterstützen.

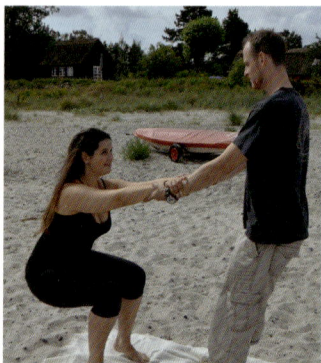 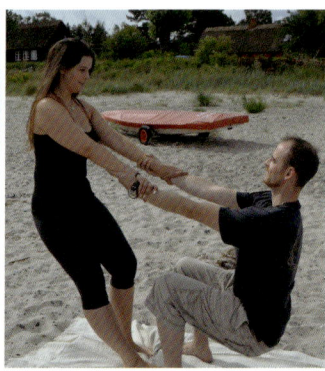

Dauer: 3 Minuten im Wechsel, dann gleich Übergang zu Übung 2.

Übung 2

Kommen Sie beide in die Hocke, halten Sie sich im Gleichgewicht, in dieser Position. Bleiben Sie so, mit langem, tiefem Atem.

Wirkung: Auf der körperlichen Ebene entspannen Sie bei der Übung Ihren unteren Rücken. Geistig erleben Sie, wie Sie buchstäblich „auf gleicher Augenhöhe" sind. Es kann Ihnen Freude und Zuversicht schenken, zu spüren, dass Sie Ihren Partner so halten und sich gleichzeitig kraftvoll und stark fühlen können.

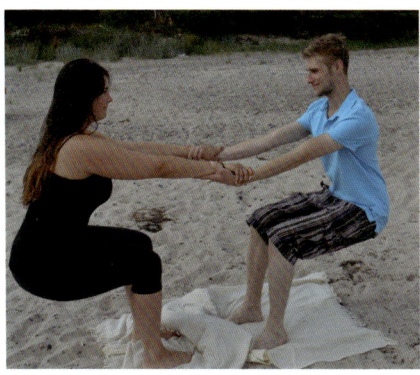

Dauer: 2 Minuten, dabei lang und tief atmen. Dann tief ein-atmen und gemeinsam nach oben kommen. Ausatmen.

Übung 3

Kommen Sie in die Rückenlange. Legen Sie die Scheitel an-einander. Halten Sie sich an den Handgelenken des anderen fest, neben dem Kopf. Drücken Sie den mittleren Rücken fest in den Boden. Heben Sie nun das linke Bein einatmend hoch und bringen Sie es ausatmend wieder nach unten. Dann dasselbe mit dem rechten Bein. Lassen Sie einen ge-meinsamen Rhythmus entstehen, lassen Sie immer ein Bein nach oben kommen und senken es wieder ab, dann das an-dere Bein.

Wirkung: Diese Übung ist eine Kraftübung, sie stärkt Ihren Nabelpunkt, das Zentrum Ihres Willens. Sie sollten jeweils beim Einatmen Ihren Beckenboden kraftvoll anspannen und ihn beim Ausatmen wieder lösen, dadurch belasten Sie Ihren Rücken nicht. Die aneinandergelegten Körper erlauben Ihnen, die Energie des Nabelpunktes nach oben zu lenken. Oben auf dem Kopf befindet sich das höchste spirituelle Energiezentrum, das Sie so gegenseitig aktivieren.

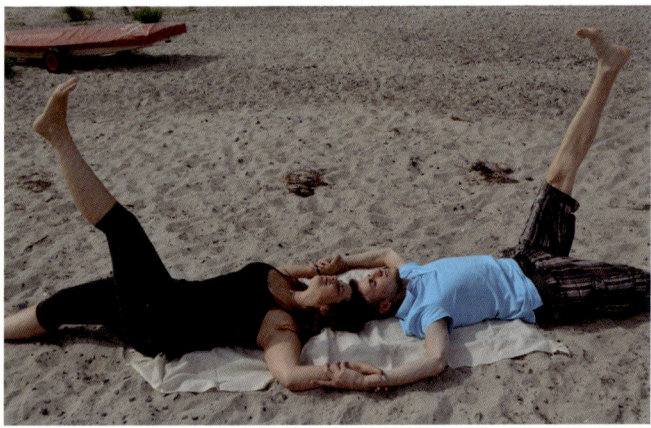

Übung 4

Drehen Sie sich herum, bleiben Sie in der Rückenlage. Heben Sie Ihre Beine senkrecht nach oben, sodass sie aneinanderliegen. Nehmen Sie die Arme neben den Körper. Heben Sie beide nun spiegelbildlich beim Einatmen einen Arm senkrecht hoch (1) und legen ihn beim Ausatmen gestreckt hinter Ihren Kopf auf den Boden (2). Dann einatmend den Arm wieder senkrecht heben (3) und ausatmend in die Ausgangsposition bringen (4). Dasselbe mit dem anderen Arm. Diese Sequenz immer wiederholen. Versuchen Sie, Ihren Atem so hörbar zu machen, dass Ihr Partner ihn hört, und erzeugen Sie eine gemeinsame Bewegung, einen gemeinsamen Atem. Wenn Sie im Rhythmus angekommen sind, begleiten Sie die 4er-Bewegung Ihres Armes innerlich und still mit den 4 Silben des Mantras „SA – TA – NA – MA". Das Mantra mit den Bewegungen koordinieren und wiederholen.

Wirkung: Sie kommen in dieser sehr entspannenden Haltung buchstäblich in einen Flow, wenn es Ihnen gelingt, den Atemrhythmus zu vereinheitlichen. Der Atem und die Bewegungen des jeweiligen Armes sind sehr rhythmisch und stärken Ihre innere Struktur. Sie können auf diese Weise ganz loslassen. Das Mantra bedeutet: „Geburt – Leben – Tod – Wiedergeburt" und bringt Sie in Verbindung mit dem Fluss des Lebens.

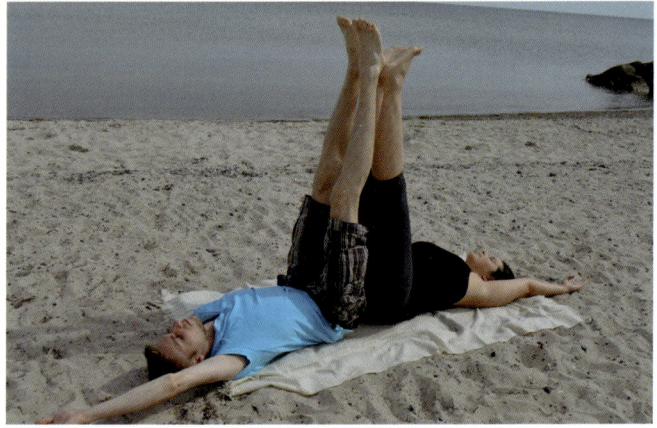

Dauer: 3 Minuten. Dann einatmen und beide Arme nach oben nehmen, Atem halten und Schwung holen und ausatmend seitlich nach oben kommen. Danken Sie einander.

Übung 5

Doppelter Löwe: Sitzen Sie auf Ihren Fersen, stützen Sie die Hände auf den Boden vor den Knien. Öffnen Sie die Augen weit und strecken Sie die Zunge aus dem Mund. Schauen Sie sich fest in die Augen. Und nun: Brüllen Sie sich durch den offenen Mund beim Ausatmen laut an, mit einem richtigen Löwengebrüll! Es sollte tief aus Ihrem Bauch kommen. Laut, noch lauter!!!

Wirkung: Kinder haben keine Scheu zu brüllen, es macht Ihnen sogar Spaß. Entdecken Sie diese kindliche Seite in sich. Lassen Sie es so richtig krachen! Das kann viele Spannungen in Ihnen lösen und Ihre kindliche Freude wecken.

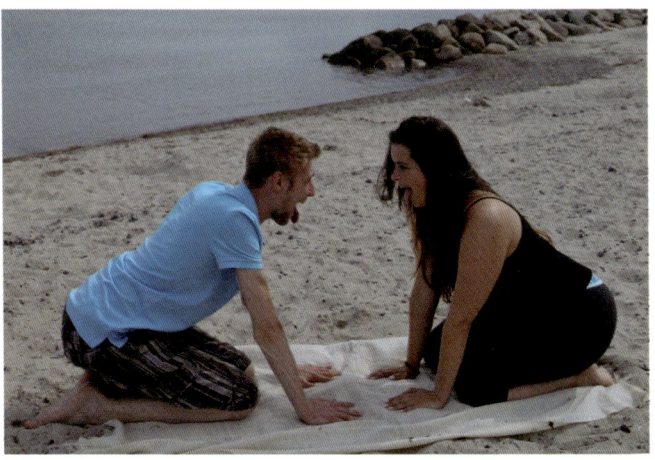

Dauer: 2 Minuten – und wenn Sie dabei lachen müssen, macht es nichts!

Übung 6

Doppeltes Boot: Setzen Sie sich nun voreinander hin, legen Sie die Fußsohlen aneinander und heben Sie die Beine zu einem „V" hoch. Öffnen Sie die Beine weit, halten Sie sich gut gegenseitig an den Handgelenken fest. Lang und tief atmen.

Wirkung: Diese Übung stärkt Ihr inneres Gleichgewicht. Sie müssen wahrscheinlich erst ein paarmal probieren, ehe Sie diese Position einnehmen können. Nehmen Sie es spielerisch, die Übung macht viel Spaß. Wenn Sie sich ganz in den Halt des anderen hineinlehnen, kann sich zudem Ihr ganzer Rücken entspannen. Nehmen Sie wahr, was Sie über den anderen erkennen können.

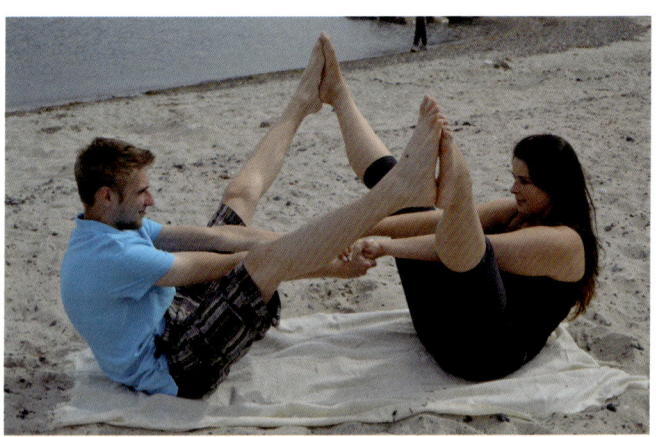

Dauer: 2 Minuten, dann vorsichtig aus der Haltung herunterkommen! Bringen Sie dazu erst die Füße zusammen, lösen Sie dann die Füße und stellen Sie sie auf, erst danach lösen Sie die Hände.

Übung 7

Doppeltes Kamel: Kommen Sie in den Knie-Hochstand (auf die Fersen setzen und dann aufrichten). Legen Sie die Fußsohlen aneinander. Heben Sie die Arme hoch über den Kopf, neigen Sie sich nach hinten, bis Ihre Hände sich finden und die Handflächen aneinanderliegen. Legen Sie dann die Köpfe jeweils auf die Schulter des Partners. Schieben Sie Ihr Becken nach vorn. Halten Sie die Position mit langem, tiefem Atem.

Wirkung: Die Kamelposition aktiviert Ihr 2. und Ihr 3. Chakra, die Zentren für Kreativität und Willen. Viele Menschen durften als Kinder Ihren Willen nicht positiv entwickeln und damit kreativ umgehen. Später kann sich das in Störungen in der Sexualität und im unbeschwerten Umgang miteinander auswirken. Dadurch, dass Sie Ihren Kopf auf die Schulter des Partners ablegen, gehen Sie in eine tiefe Entspannung. Das kann neue Erfahrungen mit dem Willenszentrum ermöglichen und Ihnen erlauben, Ihren Willen kreativ zu äußern.

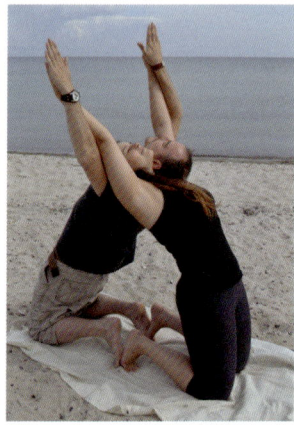

Dauer: 2 Minuten, dann langsam aufrichten.

Übung 8

Kommen Sie unmittelbar danach in den Fersensitz, einander zugewandt. Der eine Partner neigt sich nun nach vorn, bis sein Kopf im Schoß des anderen liegt. Spüren Sie den Halt, entspannen Sie sich, haben Sie Vertrauen. Als „oberer" Partner neigen Sie sich über den anderen. Halten Sie seinen Körper, geben Sie ihm Schutz. Nach 3 Minuten wechseln.

Wirkung: Diese Haltung ist die Gegenposition zum Kamel und kann Ihren Rücken und den Beckenraum wieder vollständig entspannen. Sie können loslassen und sich anvertrauen.

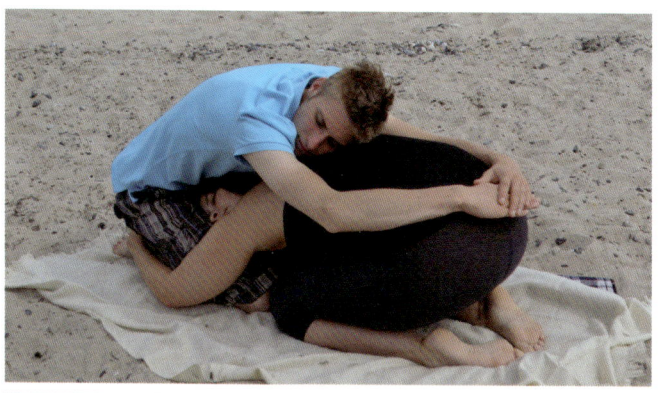

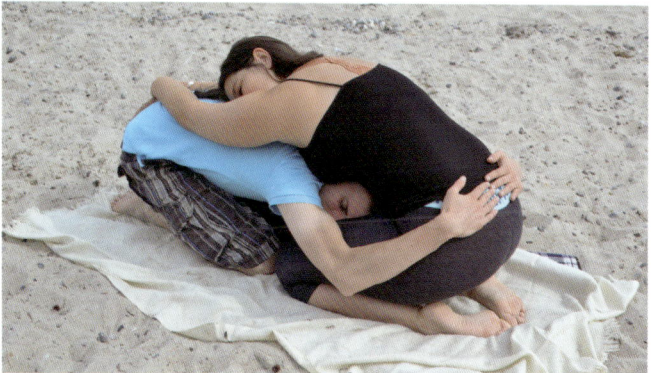

Dauer: je 3 Minuten, dann langsam aufrichten. Danken Sie einander.

Entspannung: Zurück in die Vergangenheit

Vorbereitung: Kommen Sie in eine der vorgeschlagenen Entspannungshaltungen. Atmen Sie lang und tief, lassen Sie den Körper sinken und schwer werden.

Imagination: Lassen Sie sich dabei in Ihre Vergangenheit treiben, stellen Sie sich vor, Sie gehen eine Treppe nach unten, bis zu der Straße, in der Sie einmal gewohnt haben. Sehen Sie Ihr Inneres Kind, nehmen Sie wahr, wie es sich fühlt. Schicken Sie dann Ihrem Inneren Kind Liebe und Geborgenheit, hüllen Sie es ein mit Zuversicht und Wärme. Sagen Sie sich die Sätze, die Sie immer gebraucht hätten, trösten Sie das Kind, geben Sie ihm Wertschätzung. Dann gehen Sie um eine Ecke und dort sehen Sie Ihren Partner, so, wie er als Kind aussah, vor einem Haus oder in einem Garten. Versichern Sie dem Kind, dass Sie aus der Zukunft kommen und von nun an gut auf dieses Kind aufpassen wollen, dass Sie ihm Geborgenheit schenken wollen und Liebe. Nehmen Sie wahr, wie sich der Ausdruck dieses Kindes verändert. Verabschieden Sie sich und kommen Sie langsam in die Gegenwart zurück.

Dauer: 11 Minuten

Abschluss: Machen Sie dann die Aufwachschritte und setzen Sie sich dann zurecht zur Meditation.

Meditation: Das Gesicht deiner Kindheit

Setzen Sie sich voreinander, hin, in den Schneidersitz oder auf zwei Stühle. Ein Partner schließt die Augen, der andere Partner geht ganz zart mit den Fingerspitzen über die feinen Linien des Gesichts. Stellen Sie sich dabei vor, wie das Gesicht vor Ihnen jünger wird, sehen Sie das Kind im anderen, wie es vor Ihnen entsteht. Zeichnen Sie die Linien im Gesicht des Partners nach, die das Leben in dieses Gesicht gezeichnet hat – die Linien der Freude und der Trauer, die der Anspannung und des Schmerzes. Lassen Sie sich von dem Inneren Kind des anderen anmuten, streicheln Sie das Gesicht, immer wieder. Nach 3 Minuten wechseln.

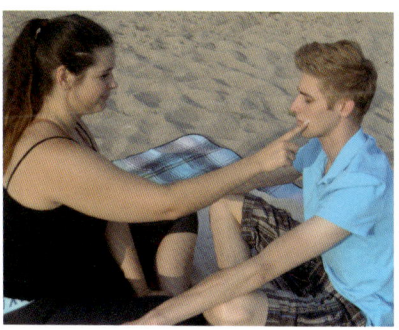

Dauer: Insgesamt 6 Minuten. Dann langsam wieder die Augen öffnen, danken Sie einander. Tauschen Sie sich, wenn Sie wollen, über das Erlebte aus.

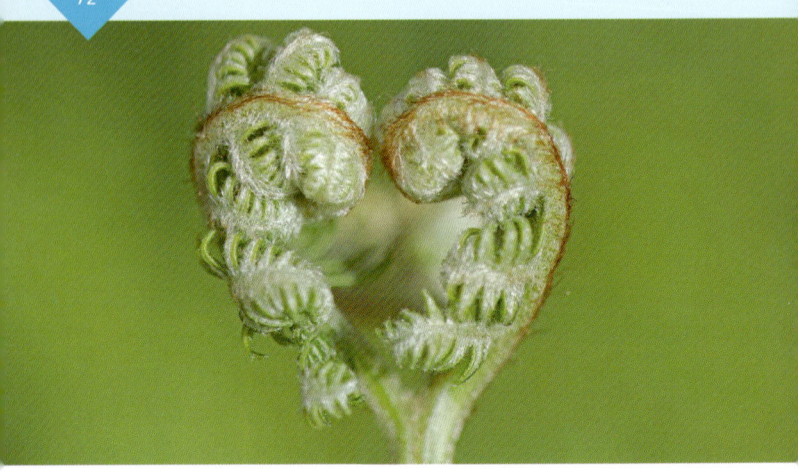

KAPITEL 3
Die Sprache des Herzens sprechen

Wenn wir uns normalerweise unterhalten, dann sind wir nur sehr selten in Kontakt mit unserem Herzen. Obwohl die Liebe auch in unserer Vorstellung sehr mit dem Herzen und den Gefühlen des Herzens verbunden ist, lassen wir unser Herz kaum sprechen. Es gibt zu viel Alltag zu bewältigen, zu viele Termine und Aufgaben zu erledigen, zu viele Dinge zu klären, zu viele Missverständnisse zu beseitigen.

Andererseits aber ist die Sprache des Herzens diejenige, nach der wir uns am meisten sehnen, denn sie berührt uns in unserem Wesen. Wir warten darauf, dass jemand kommt, der an unsere eigene Herzenstür klopft, weil wir sie so oft verschließen und verschlossen halten. Wir warten darauf, dass jemand die richtigen Worte findet, damit unser Herz sich wieder öffnen kann. Und weil so selten jemand kommt, haben wir auch verlernt, oder sogar nie gelernt, wie wir selbst Worte finden können, die unser eigenes Herz und auch das Herz unseres Liebsten oder unserer Liebsten berühren können.

Die Worte des Herzens sind ganz einfach: nicht intellektuell, nicht umständlich, sondern ganz direkt und einfach. Und sie sind voll Gefühl. Nicht voll Emotion, sondern Ausdruck unseres Fühlens. „Ich brauche dich so", ist ein Satz des Herzens. „Ich weiß, du wolltest es nicht, aber du hast mir eben wirklich weh getan", ist ebenso ein Satz des Herzens. „Ich möchte so gern bei dir sein", ist ein Satz des Herzens. Sätze, die das Herz sagt, sind nicht immer nur schön. Aber sie sind immer wertschätzend. Und sie erlauben, dass der andere spürt und mitfühlen kann, was wir selbst fühlen. Sie zeigen unsere ganze Verletzlichkeit, nicht unsere Verletztheit und unsere Reaktivität, sondern unsere ganze Verletzlichkeit.

Die Herzenssprache geht mitten hinein in die Wahrheit. Sie macht keine Umwege, sie benennt das, was wir wirklich wollen und brauchen, aber so, dass es immer eine Möglichkeit für den anderen gibt, darauf zu antworten. Ob wir bekommen, was wir möchten, das kann auch die Sprache des Herzens nicht gewährleisten. Aber wir bekommen immer, was wir brauchen. Manchmal, damit wir mehr Klarheit bekommen. Manchmal, damit wir etwas verstehen. Manchmal, damit wir etwas in uns korrigieren können. Manchmal, damit wir herauskommen aus etwas, in das wir uns verrannt haben.

So einfach ist es eigentlich mit der Sprache des Herzens. Warum aber sprechen wir sie nicht öfter? Weil wir sehr, sehr früh gelernt haben, dass wir damit verletzbar werden. Und weil wir auch oft damit verletzt worden sind, manchmal ohne Absicht, oft aber in voller Absicht. Und so haben wir gelernt, die Sprache des Herzens zu überlagern mit anderen Sprachen. Mit der Sprache des Intellekts zum Beispiel, einer Sprache, die analysiert und zerlegt. Mit der Sprache der Macht, die zuschreibt und angreift, um stärker zu sein als der andere, um zu gewinnen und zu besiegen. Mit der Sprache der Emotion, die anklagt und Fehler betont, den anderen ins Unrecht setzt und sich selbst zum Opfer macht. Oder mit der Sprache der Sachlichkeit, die alles reduziert auf rein sachliche Zusammenhänge, die distanziert und entpersonalisiert, weil wir dann am unverwundbarsten sind.

Diese Sprachen sind uns so in Fleisch und Blut übergegangen, dass wir ganz vergessen haben, dass sie nur Ersatzsprachen sind. Wir glauben, es sei die einzige, und viele von uns machen sich dann auch nur noch lustig über die „Sprache des Herzens", halten sie für kindisch oder für sentimental. Dabei ist sie alles andere als das. Mit dem Herzen zu sprechen, erfordert den größten Mut, den wir aufbringen können, denn es bringt uns direkt in Kontakt mit unserer Offenheit, mit unserer Verletzlichkeit, mit unserem Innersten.

Achten Sie doch einmal darauf, mit welcher Sprache Sie einander begegnen? Welche Sprache sprechen Sie vor allem in Ihrer Beziehung? Mit welcher Sprache schützen Sie sich? Mit welcher Sprache verhindern Sie also, dass Ihre Liebe wirklich fließen kann?

Üben Sie dann einmal, die ungewohnte Sprache des Herzens wiederzufinden, sie zu sprechen, ganz einfach zu werden, auch wenn Sie sonst noch so wortgewandt, noch so kultiviert, noch so gebildet sind. Es geht hier nicht darum, dass Sie glänzen oder dass Sie gewinnen oder dass Sie überlegen bleiben. Ganz im Gegenteil. Es geht darum, dass Sie beginnen, demütig zu werden. Demut ist ein Wort, das in unserer Kultur nicht besonders beliebt ist. Oder sogar nur Kopfschütteln hervorruft. Demut, das klingt geradezu mittelalterlich, das hat doch in Zeiten von Handys und Leistungsbereitschaft rund um die Uhr keinen Platz mehr. Doch, hat es. Demut bedeutet das Gegenteil von Groß-sein-

Wollen, das Gegenteil von Bedeutsam-sein-Müssen, das Gegenteil von Überlegenheit.

Demut heißt nicht, sich klein zu machen. Es bedeutet, sich mit dem anderen wirklich zu verbinden, zu bitten, statt zu fordern; den anderen wertzuschätzen, statt ihn zu bewerten; sich nicht über jemanden zu stellen; zu glauben, dass man selbst noch eine Menge zu lernen hat und lernen kann, auch und gerade von Menschen, von denen wir es am wenigsten glauben. Aber auch klar zu sagen, wo man selbst steht; keine Mätzchen zu machen, nur weil man damit scheinbar mehr erreicht; Risiken einzugehen, auch ohne sich vorher nach allen Seiten abzusichern. Demut enthält nicht umsonst das Wort „Mut". Man braucht viel Mut, um wirklich demütig zu sein.

Einer der demütigsten Menschen, die je gelebt haben – und gleichzeitig ein Meister der Herzenssprache –, war Franz von Assisi. Als er wegen einer Augenkrankheit mit einem glühenden Eisen an den Schläfen kauterisiert werden sollte, sagte er, zitternd und voll Angst: „Ich bitte dich, Schwester Feuer, tu mir nicht mehr weh als du musst. Ich bitte dich so sehr darum." Und hielt dann seine Wange hin. Der Sonnengesang, den er als Erster in der Sprache seines Volkes, dem umbrischen Dialekt, über die Schönheit der Schöpfung schrieb, preist in ganz einfachen Worten alles, was uns umgibt. Seine Sprache ist schlicht – und gerade in ihrer Schlichtheit so voll Schönheit, dass der Sonnengesang auch heute, 800 Jahre später, noch immer gesungen und vertont wird.

Liebe ist ebenso schlicht, ebenso einfach. Wir wollen unsere Liebe schenken und lernen, immer mehr Liebe zu empfangen und in uns zuzulassen. Das ist unsere Sehnsucht, das ist der Kreislauf der Liebe, das ist es, was wir auf die Erde bringen wollen. Dazu brauchen wir den Mut der Herzensprache, den Mut zur Schlichtheit unseres Herzens. Trauen Sie sich, diesen Mut aufzubringen. Beginnen Sie, Ihrem Liebsten, Ihrer Liebsten täglich eine kleine Nachricht in Herzenssprache zu schicken per SMS oder Whats App. Vielleicht auch per Mail oder Brief. Trauen Sie sich. Das Bedeutende ist nicht, wie Ihre Nachricht aufgenommen wird, sondern dass Sie den Mut hatten, sie zu schreiben und abzuschicken. Dieser Mut, dieses Tun, dieses Handeln ist ein „JA!" zu Ihrer Seele – und mehr als das brauchen Sie nicht, um sich mit sich ganz eins zu fühlen.

Die folgende Sequenz des Paar-Yoga bringt Sie in Kontakt mit Ihrem Herzen – und mit dem Herzen des Partners. Nutzen Sie die Gelegenheit, wirklich hinzuschauen – und in Ihre Demut und Wahrheit zu gehen. Sie werden spüren, wenn Sie beide dies tun – wie sich etwas in Ihnen verändert, und wie Sie – buchstäblich – heller werden. Die abschließende Meditation lässt Ihre Herzen sprechen. Trauen Sie sich auch hier, Ihr Herz zu öffnen – und erleben Sie, wie Sie freier und offener werden und wie Ihre Liebe fließen kann.

Paar-Yoga-Sequenz: Die Sprache des Herzens sprechen

Übung 1

Ich verneige mich vor dir. Bitte kommen Sie auf alle Viere. Hände und Knie sind etwa gleich breit auseinander. Heben Sie die Köpfe, legen Sie die Stirn aneinander, schauen Sie einander an. Atmen Sie dann tief ein und beim Ausatmen kommen Sie mit den Köpfen zwischen Ihre Arme. Verneigen Sie sich vor dem anderen. Bleiben Sie einen Moment so, dann, mit einem Einatmen, kommen Sie – achtsam! – wieder hoch und beginnen von vorn.

Wirkung: Diese Übung entspannt auf der körperlichen Ebene Ihren Rücken. Geistig ist durch das Gefühl des Voreinander-Verneigens eine Wertschätzung und Wahrnehmung des anderen da, ganz jenseits aller Worte.

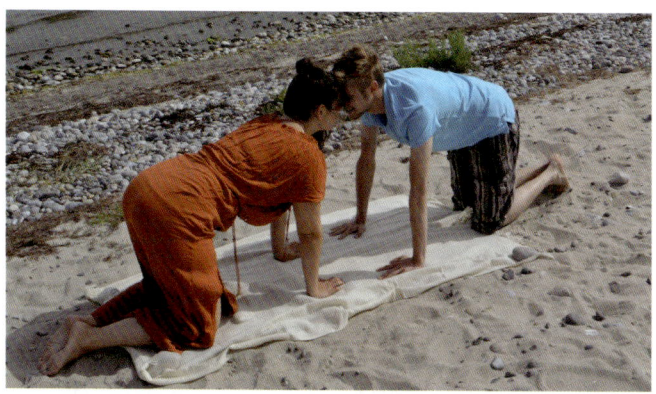

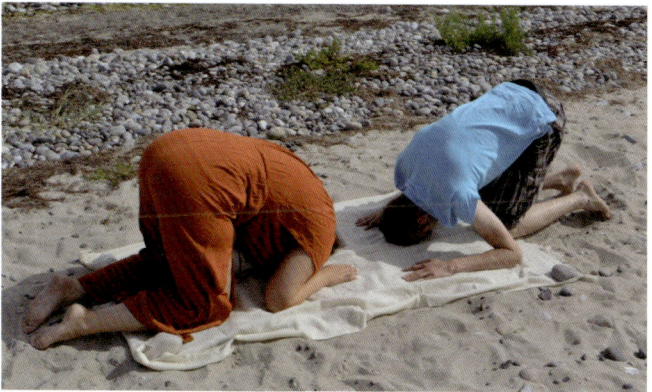

Dauer: 3 Minuten. Dann langsam hochkommen und zur nächsten Übung übergehen.

Übung 2

Doppelte Kobra: Kommen Sie unmittelbar in den Fersensitz, etwa eine Körperlänge Abstand voneinander. Legen Sie die Hände vor sich auf den Boden.

Senken Sie nun den Kopf und kommen Sie dabei langsam nach vorn in die Bauchlage. Die Hände rutschen dabei so weit wie nötig nach vorn. Heben Sie dann Kopf und Oberkörper langsam und so weit als möglich an. Strecken Sie die Arme durch, wenn möglich, sonst lassen Sie sie gebeugt. Bleiben Sie einen Moment so, schauen Sie einander in die Augen, nehmen Sie drei Atemzüge in dieser Haltung. Dann senken Sie den Kopf ab, bis er auf der Brust liegt, schieben Sie sich mit rundem Rücken nach hinten, bis Sie wieder im Fersensitz sind. Heben Sie einatmend den Kopf und beginnen Sie von vorn.

Wirkung: Diese Übung kann Sie sowohl intensiv entspannen als auch intensiv fordern. Bitte überanstrengen Sie Ihren Rücken nicht. Probieren Sie aus, wie weit Sie ihn durchbiegen können. Versuchen Sie, in einen Rhythmus zu kommen, der Ihnen angenehm ist. Die Kobra ermöglicht Ihnen, die Energien der Rastlosigkeit und der Emotionalität in eine innere Ausgerichtetheit und in Gleichmut zu bringen, sodass Sie eine neue Sprache miteinander finden können.

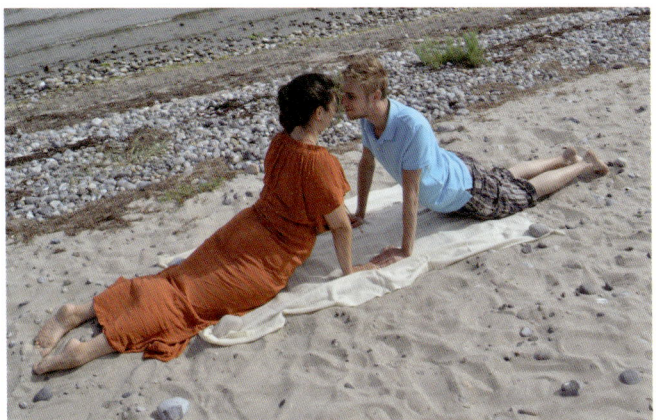

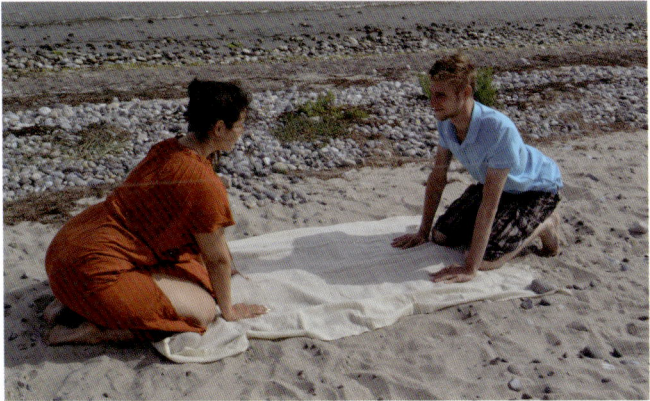

Dauer: 7-mal wiederholen.

Übung 3

Bitte legen Sie sich in die Bauchlage. Nehmen Sie die Arme 180° auseinander und spreizen Sie Ihre Beine, so weit es geht. Die Köpfe liegen nebeneinander, an der Schulter des Partners. Mit dem Ausatmen spannen Sie bitte den Beckenboden an und heben Sie dabei den Oberkörper so hoch wie möglich. Schauen Sie sich in die Augen, lächeln Sie den anderen an. Mit dem nächsten Einatmen kommen Sie wieder nach unten und legen die Köpfe nebeneinander. Lassen Sie die Köpfe jedes Mal die Schulterseite wechseln, zu der Sie sich herabsenken.

Wirkung: Dies ist eine sehr intensive Kommunikationsübung. Sie bringt Sie auf eine Weise miteinander in Kontakt, wie Sie dies nicht gewohnt sind. Wenn Sie einen gemeinsamen Rhythmus finden, kann Ihnen dies Freude und Innigkeit bringen. Körperlich stärkt die Übung Ihren unteren Rücken und das Herzzentrum.

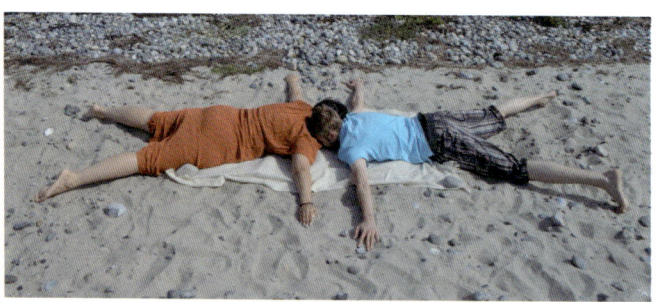

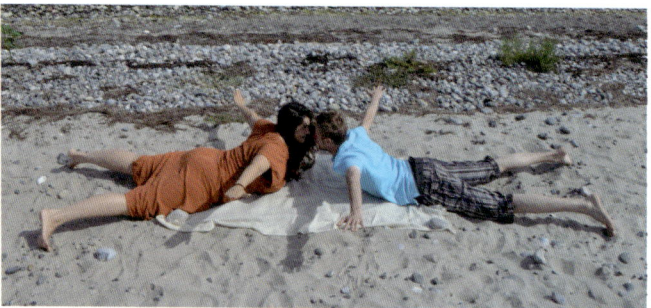

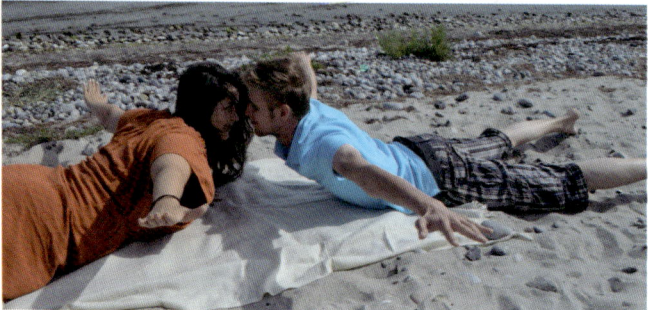

Dauer: 7-mal wiederholen.

Übung 4

Doppelte Brücke: Drehen Sie sich auf den Rücken, die Köpfe aneinander. Nun greifen Sie die Handgelenke neben den Köpfen, halten Sie sich gut fest. Stellen Sie die Füße in der Nähe Ihres Pos auf, etwa schulterbreit auseinander. Beim Einatmen heben Sie nun den Po hoch, so hoch, wie es geht. Spannen Sie dabei den Beckenboden, die Muskulatur im Schritt, fest an. Halten Sie die Position 3 Atemzüge lang, lassen Sie dabei den Beckenboden pulsieren (anspannen und loslassen im Wechsel). Kommen Sie ausatmend langsam wieder nach unten. Entspannen Sie den Beckenboden.

Wirkung: Dies ist eine intensive Übung für das 2. Chakra, das Energiezentrum für Kreativität, Gefühle und Beziehungsfähigkeit. Sie lockern dabei alle Spannungen, die sich in dieser Region festsetzen. Dadurch fließen Ihre Gefühle leichter. Durch die aneinandergelegten Köpfe aktivieren Sie zudem Ihre höchsten Energiezentren und lenken die Gefühle nach oben, in das höchste Bewusstsein.

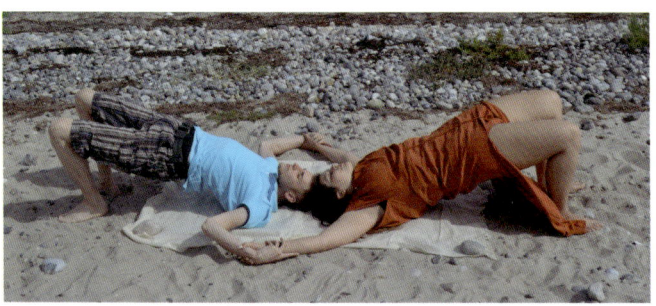

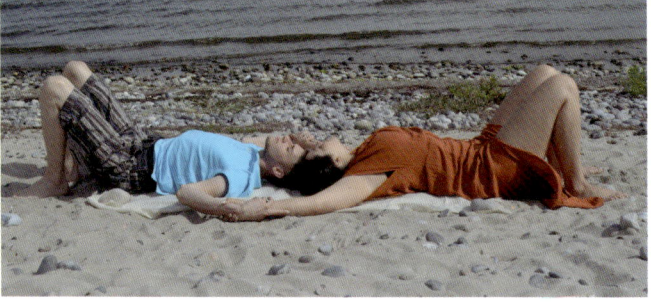

Dauer: 7-mal wiederholen.

Übung 5

Sternensucher: Setzen Sie sich voreinander hin, ein Bein ausgestreckt, das andere eingezogen, sodass der Fuß an der Innenseite des anderen Oberschenkels liegt. Der ausgestreckte Fuß berührt das eingezogene Knie des Partners. Strecken Sie nun einatmend die Hand über dem ausgestreckten Bein hoch, spreizen Sie die Finger, schauen Sie imaginär zur ausgestreckten Hand hoch. Beim Ausatmen kommen Sie mit der Hand so weit wie möglich zu Ihrem ausgestreckten Fuß. Die andere Hand bleibt auf dem Knie liegen. Stellen Sie sich vor, Sie bringen dabei den Stern auf die Erde.

Wirkung: Bei dieser Übung strecken Sie den gesamten Körper auf eine sonst nicht übliche Weise. Dann neigen Sie sich herab, beugen die Wirbelsäule. Auf diese Weise kommt eine starke Dehnung und Entspannung der Wirbelsäule zustande. Geistig in Ihrer Ausrichtung recken Sie sich zum Himmel und bringen die Energie des Himmels auf die Erde, in Ihre Partnerschaft. Sie aktivieren so Ihre Fähigkeit, immer wieder neu auf den anderen zuzugehen.

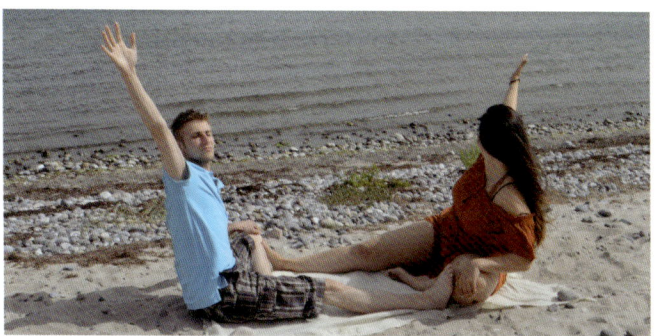

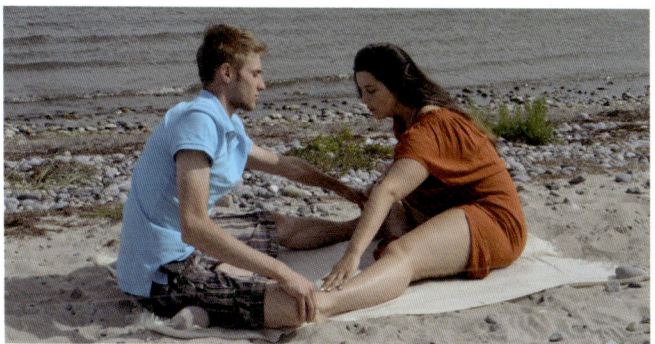

Dauer: 7-mal wiederholen, dann die Beinhaltung wechseln und erneut 7-mal üben.

Kommen Sie dann aus der Haltung. Setzen Sie sich in den Schneidersitz, nehmen Sie die Hände in die Gebetshaltung und verneigen Sie sich voreinander. Lassen Sie die Entspannung folgen.

Entspannung: Die Blume des Herzens

Haltung: Nehmen Sie eine der vorgeschlagenen Entspannungshaltungen ein.

Vorbereitung: Atmen Sie lang und tief.

Lassen Sie mit jedem Atemzug alle Spannungen gehen, die noch in Ihnen sind. Öffnen Sie sich mit dem Atem in Ihrem Körper für das, was Sie gesehen, was Sie gefühlt haben.

Imagination: Gehen Sie dann in Ihr Herz. Stellen Sie sich Ihr Herz vor wie eine Blume, die sich öffnen möchte. Lassen Sie dann zu, dass die Blüte Ihres Herzens sich öffnet, nach und nach, die ihre ganze Schönheit entfaltet, die sich offenbart mit allem, was sie hat, ohne Einschränkung. Die sich schenkt, mit ihrer Farbe, ihrem Duft. Bleiben Sie in diesem inneren Bild. Atmen Sie es ganz in sich hinein.

Zeit: 11 Minuten

Abschluss: Kommen Sie dann langsam wieder in Ihrem Körper an. Machen Sie die Aufwachschritte. Setzen Sie sich auf und zurecht zur Meditation.

Meditation: Ich lasse mein Herz zu dir sprechen

Bitte setzen Sie sich in den Fersensitz, die Knie aneinander. Legen Sie Ihre rechte Hand auf den Herzensraum des Partners, etwa in die Mitte des Brustbeins. Legen Sie Ihre eigene linke Hand über die Hand des Partners. Schauen Sie sich in die Augen. Lassen Sie Ihr Herz sprechen, ohne Worte. Nehmen Sie in sich auf, was Sie sagen wollen, und öffnen Sie sich dafür, was von Ihrem Partner kommt. Atmen Sie, möglichst gemeinsam, tief ein und aus.

Zeit: 3 – 11 Minuten

Zum Abschluss: Atmen Sie tief ein und schließen Sie die Augen. Atmen Sie aus und visualisieren Sie innerlich das Bild Ihres Partners. Nehmen Sie mit geschlossenen Augen drei tiefe Atemzüge. Dann lassen Sie die Hände sinken. Spüren Sie nach, öffnen dann langsam die Augen, danken Sie einander.

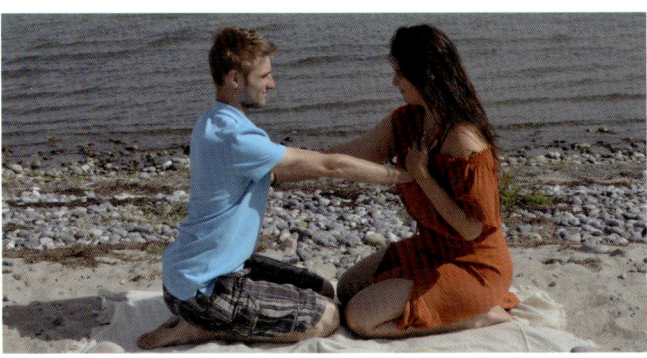

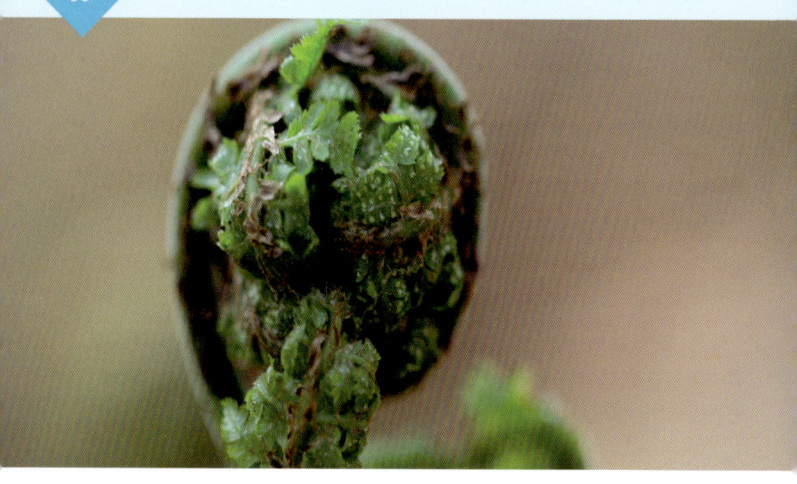

KAPITEL 4
Mit dem Herzen lauschen

Mit dem Herzen hören ist gleichzeitig aktiv und passiv. Es ist ein Geschenk, das wir uns selbst und auch unserem Partner machen können. Aktiv ist es, weil wir uns entscheiden müssen, ganz bei dem zu sein, was wir tun. Passiv ist es, weil wir unsere eigenen Ansichten, die Stimme unseres Verstandes und unserer Emotion, ausstellen müssen, wenn wir wirklich zuhören wollen.

Mit dem Herzen hören ist etwas sehr Meditatives. Es geht nicht, wenn wir innerlich abgelenkt sind, wenn wir nur auf

Stichworte warten, um unsere eigene Stimme dagegenzu-
setzen, wenn wir das Rauschen unserer Gedanken lauter
hören als das, was der Partner, die Partnerin, uns sagen
will. Mit dem Herzen hören, zuhören, geht nur in der Stille,
die wir in uns herstellen. Einer Stille, die kommt, wenn wir
zulassen, wenn wir lauschen, wenn wir geschehen lassen,
wenn wir uns verbinden.

Mit dem Herzen hören heißt also lauschen. Lauschen auf
die Worte, aber mehr noch auf die Klänge. Lauschen auf die
Mimik, auf die Gestik, auf das, mit dem unser Partner, unsere Partnerin ebenfalls spricht. Lauschen auch auf das, was
unter den ausgesprochenen Worten liegt, was wir erfassen
können, wenn wir uns ganz auf den anderen einlassen.

So zu lauschen, ist hingebungsvoll. Es schafft Verbundenheit, wo vorher Trennung war. Es schafft Mitgefühl, wo vorher Meinung war. Es schafft Einfühlung, wo vorher Bewer-
tung war. Und es ist für uns Menschen sehr, sehr schwer,
aber das, was uns wirklich in Kontakt bringt – mit uns selbst,
mit dem anderen.

Lauschen, mit dem Herzen hören, tun wir wirklich selten.
Normalerweise tauschen wir Botschaften aus, Meinungen,
Emotionen. Wir warten nicht, was der andere uns zu sagen
hat. Wir lauschen nicht, sondern wir reagieren, blitzschnell

und nur auf Signale, die wir gedeutet haben. Lauschen ist viel, viel langsamer. Lauschen versucht, das zu erfassen, was wirklich geschieht, zu fragen und keine Antworten zu haben. Offen zu sein, für das, was auch ungesagt bleibt. Beim anderen zu sein und nicht nur bei uns selbst.

Dennoch fängt das Hören mit dem Herzen bei uns selbst an. Weil wir nicht in Kontakt mit uns selbst, mit unserem eigenen Lauschen sind, können wir auch dem anderen nicht mit dem Herzen zuhören. Deshalb beginnen Sie damit, sich selbst zuzuhören. Setzen Sie sich täglich (!) ein paar Minuten hin, an einen schönen Ort, in Ihrer Wohnung, in Ihrem Haus, in Ihrem Garten, an Ihrem Lieblingsplatz in der Natur. Nehmen Sie eine Haltung ein, bei der Ihre Wirbelsäule gerade ist. Und dann: Lauschen Sie nach innen. Nehmen Sie die vielen Stimmen in Ihnen wahr, die sich bemerkbar machen. Stimmen, die fordern, Stimmen, die kritisieren, Stimmen, die Sie von sich wegführen, in Fantasien, in Gedanken, in Pflichten, in Aufgaben. Hören Sie all dem zu, mit Ihrem Herzen, mit Ihrer Liebe, ohne sich zu bewerten. Lauschen Sie einfach nach innen. Seien Sie Ihr eigener Zuhörer.

Dieses Lauschen nach innen ist für Sie selbst ein großes Geschenk. Es ist das Geheimnis, wie Sie wirklich zuhören lernen können. Denn ebenso, wie die inneren Stimmen Sie von dem abzulenken versuchen, was wirklich in Ihnen hörbar werden will, lassen Sie sich ablenken von den Worten, von der Gestik, von den Tonfällen Ihres Partners. Lernen Sie so, mit sich selbst zu lauschen. Und öffnen Sie dann Ihr Herz für sich selbst. Spüren Sie, was hinter all den Stimmen ist – welches Gefühl, welche Sehnsucht, welcher Schmerz oder welche Freude? Schenken Sie sich dann die Bestätigung, dass Sie dies gehört haben – legen Sie die Hand auf Ihr eigenes Herz, sprechen Sie zu diesem Innersten in sich, still oder mit ganz einfachen Worten Ihres Herzens.

Wenn Sie dies wirklich täglich einige Minuten lang tun, wird sich in Ihnen etwas ändern. Sie werden herauskommen aus dem inneren, emotionalen Dialog mit sich selbst, der unbemerkt in uns allen fortwährend abläuft. Sie werden ankommen in dem Wesentlichen, was dahinterliegt. Sie werden ankommen in der Stille und im Fühlen des Herzens, vielleicht irgendwann anfangen, die Natur um Sie herum wirklich wahrzunehmen. Das leichte Wehen der Luft, die Stimmen der Vögel, das Wasser, das ans Ufer plätschert, die Regentropfen, die von den Blättern auf den Boden fallen: Auch diese sprechen zu Ihnen. Auch darauf können Sie anfangen zu lauschen. Und dann werden Sie anfangen, sich zu verbinden. Und Sie werden, auf diese Weise, aus Ihrem Gefühl des Alleinseins, des Getrenntseins herauskommen. Sie werden spüren können, wie verbunden Sie sind.

Mit diesem Wissen, mit dieser Erfahrung können Sie dann zu Ihrem Partner gehen. Denn normalerweise sehnen wir uns zwar danach, dass uns jemand zuhört, aber wir wissen selbst nicht, wie es geht. Wir müssen einfach auf ein Wunder hoffen. Wenn Sie aber lernen, sich selbst mit dem Herzen zuzuhören, dann fangen Sie nicht nur an, sich selbst das Wunder zu schenken, auf das Sie immer gewartet haben, sondern Sie können auch anfangen, es dem Partner zu schenken.

Übung:

Nehmen Sie sich darum mehrmals in der Woche eine halbe Stunde Zeit. Setzen Sie sich voreinander hin, atmen Sie einige Male tief ein und aus, nehmen Sie sich dabei an den Händen. Schließen Sie die Augen, spüren Sie sich, den Raum zwischen Ihnen und Ihrem Partner. Lassen Sie sich Zeit, dies zu spüren. Dann öffnen Sie die Augen und machen Sie ohne Worte aus, wer anfängt. Dieser Partner hat nun fünf Minuten Zeit, alles zu sagen, was ihm auf dem Herzen liegt. Die Aufgabe des anderen Partners ist, zuzuhören. Nur zuhören. Nur zuhören. Beim anderen sein, mit dem ganzen Herzen.

Lassen Sie, wenn Sie so zuhören, die eigenen Stimmen, die eigenen Kommentare in sich vorbeiziehen wie Wolken. Lauschen Sie, hören Sie zu. Nach fünf Minuten danken Sie

Ihrem Partner. Sagen sie ihm nicht, was Sie gehört haben, versuchen Sie nicht, das Gehörte wiederzugeben. Danken Sie vielmehr Ihrem Partner. Und sprechen Sie nun einige Minuten lang nur Wertschätzendes aus. Betonen Sie nur das, was Ihnen an Ihrem Partner eben gefallen hat, wenn er/sie vielleicht mutig war, etwas Wichtiges anzusprechen, wenn Sie sich berührt gefühlt haben von etwas, was Sie gehört haben. Geben Sie dem anderen Wertschätzung, uneingeschränkt.

Nehmen Sie sich dann einige Minuten lang Zeit, zu spüren, was in Ihnen ist. Lauschen Sie in sich hinein. Hören Sie sich zu, bis Sie wirklich im Lauschen ankommen. Und dann: Lassen Sie sich, aus dem Lauschen heraus, sprechen: das, was Ihnen wirklich am Herzen liegt, das, was im Moment vielleicht in Ihnen entsteht. Sprechen Sie Worte des Herzens. Sprechen Sie mit einfachen Worten, so wenig wie möglich, so viel, wie nötig. Schmecken Sie Ihre eigenen Worte, lauschen Sie Ihnen nach. Verändern Sie, wenn Sie etwas noch genauer, noch wirklicher ausdrücken wollen. Nehmen Sie sich 5 Minuten Zeit.

Empfangen Sie dann die Wertschätzung des Partners. Danken Sie einander.

Entspannung: Ich berühre dein Herz

Entspannen Sie sich auf dem Rücken, legen Sie dabei den Kopf neben den Kopf des Partners, sodass Ihre innenliegenden Ohren aneinanderliegen. Lassen Sie Ihren Körper weich und schwer werden. Atmen Sie tief und entspannt ein und aus. Heben Sie dann Ihre linke Hand und legen Sie sie auf das Ohr des Partners. Mit der rechten Hand berühren Sie Ihren eigenen Herzraum in der Mitte des Brustbeins. Atmen Sie tief und ruhig, Lauschen Sie auf Ihr Herz, dann lauschen Sie auf den Partner durch Ihr Herz.

Dauer: 11 Minuten

Abschluss: Atmen Sie tief ein und aus und machen Sie die Aufwachschritte.

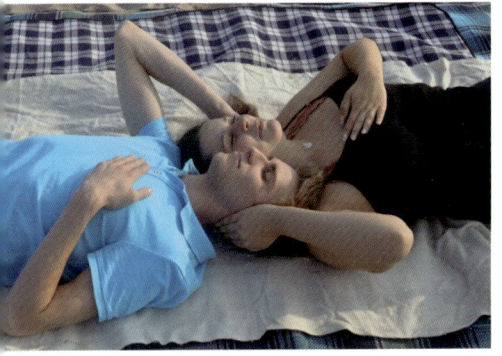

Kommen Sie dann in den Schneidersitz zur nachfolgenden Meditation.

Zwei Meditationen zum Herzhören

Die beiden folgenden Meditationen helfen Ihnen dabei, diese Fähigkeiten zu entwickeln. Sie sollten Sie so oft wie möglich miteinander praktizieren. Allein mit diesen beiden Meditationen kann sich Ihre Partnerschaft verändern – und vertiefen. Kombiniert mit den anderen Übungen dieses Kapitels sind sie ein unschätzbares Werkzeug, um Ihre Liebe neu zu entdecken und zu vertiefen. Seien Sie bitte nicht entmutigt, wenn die Übungen und Meditationen dieses Kapitels nicht auf Anhieb klappen. Sie brauchen eine gewisse Zeit, damit Sie wirklich in Ihnen wachsen können, wie in einem Garten. Schenken Sie also Ihrem gemeinsamen Seelengarten diese Zeit. Sie werden merken, dass sich nach und nach etwas verändert.

Meditation 1

Haltung: Setzen Sie sich in den Schneidersitz, Rücken an Rücken. Spüren Sie nach und nach den Rücken Ihres Partners, spüren Sie die Wärme, spüren Sie das leichte Bewegen durch den Atem. Nehmen sie wahr, wie angenehm es ist, sich so anlehnen zu können.

Geistige Ausrichtung: Kommen Sie dann ganz zu sich, beginnen Sie, nach innen zu lauschen. Während Sie sich so anlehnen können, berühren Sie mit Ihrem Atem Ihren eigenen Herzraum. Nehmen Sie wahr, was sich alles in Ihnen bewegt – Gedanken, Emotionen, Stimmen. Lauschen Sie, versuchen Sie nicht, irgendetwas zu verändern. Fragen Sie sich nach innen: Und was ist da noch? Lauschen Sie wieder. Begegnen Sie sich.

Und dann stellen Sie sich vor, Sie können zum Partner hin-atmen. Lauschen Sie zu ihm/ihr hin. Mehr nicht. Atmen Sie tief und spüren Sie, lauschen Sie, auf sich selbst, auf Ihren Partner.

Zeit: 3 Minuten

Abschluss: Atmen Sie tief ein und aus und drehen Sie sich dann um, sodass Sie im Schneidersitz zueinander gewandt sitzen.

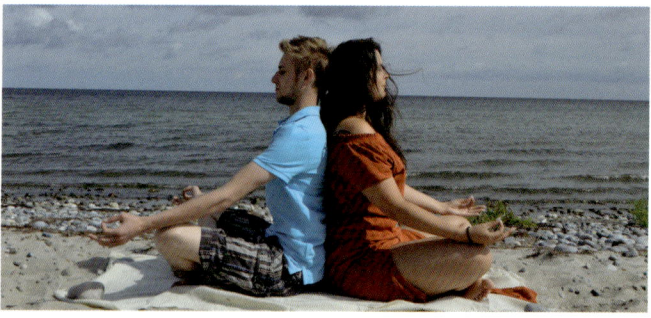

Meditation 2

Haltung: Sitzen Sie nun im Schneidersitz, die Knie aneinander, die Augen geöffnet. Winkeln Sie die Arme an und halten sie die Hände neben den eigenen Schultern, die Handflächen nach vorn. Beugen Sie die kleinen Finger und die Ringfinger in die Handflächen, halten Sie sie mit den Daumen fest. Die Zeigefinger und Mittelfinger stehen nach oben.

Bewegen Sie nun die Zeige- und Mittelfinger wie eine Schere, öffnen Sie die Finger und schließen Sie sie wieder. Diese Haltung mit den Fingern, die Weisheit und Emotionen aktivieren, schneidet buchstäblich durch die Fallen des Unterbewussten hindurch. Bewegen Sie die Schere, befreien Sie sich so von den alten Mustern.

Mantra: Chanten Sie sehr rhythmisch und präzise jede einzelne Silbe des Mantras:

Wa-he Gu-ru, Wa-he Gu-ru,
Wa-he gu-ru Wa-he Dschi-u

Das Mantra bedeutet: Oh, wie groß ist die Weisheit, die mich vom Dunklen zum Licht führt, oh, wie groß ist mein Herz!

Chanten Sie gemeinsam, rhythmisch, laut, sehr präzise. Schauen Sie sich dabei bewusst in die Augen.

Zeit: 3 Minuten.

Dann schließen Sie bitte Ihre Augen, bewegen Sie bitte die Finger weiter wie Scheren und flüstern Sie das Mantra, für sich.

Zeit: 3 Minuten

Und nun lassen Sie die Augen geschlossen, bewegen nur noch die Finger und lassen das Mantra mental in sich weiterklinken, sehr rhythmisch, sehr präzise. Lauschen Sie dem Mantra, wie es in Ihnen klingt.

Zeit: 3 Minuten

Öffnen Sie nun wieder die Augen. Atmen Sie gemeinsam tief ein und tief aus. Lassen Sie dann die Hände sinken, legen Sie sie in die Meditationshaltung Gyan Mudra (Daumen und Zeigefinger aneinander) auf Ihre Knie. Schauen Sie sich tief in die Augen. Lassen Sie das Mantra im Raum zwischen Ihnen beiden weiterklingen.

Zeit: 2 Minuten

Zum Abschluss einmal tief ein- und ausatmen und die Haltung entspannen. Danken Sie einander.

Von dieser Meditation wird gesagt, dass sie das Lauschen des Herzens ermöglicht. Praktizieren Sie sie, wenn möglich, eine Zeitlang täglich.

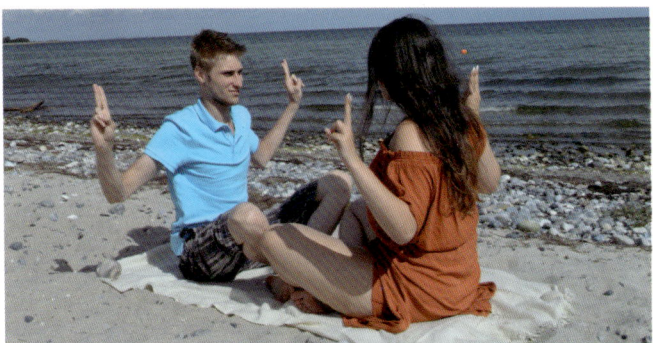

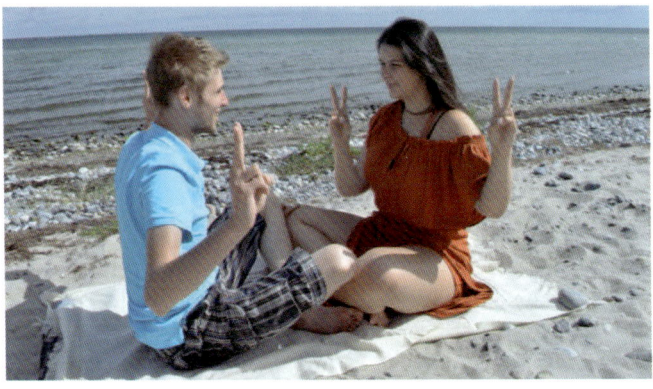

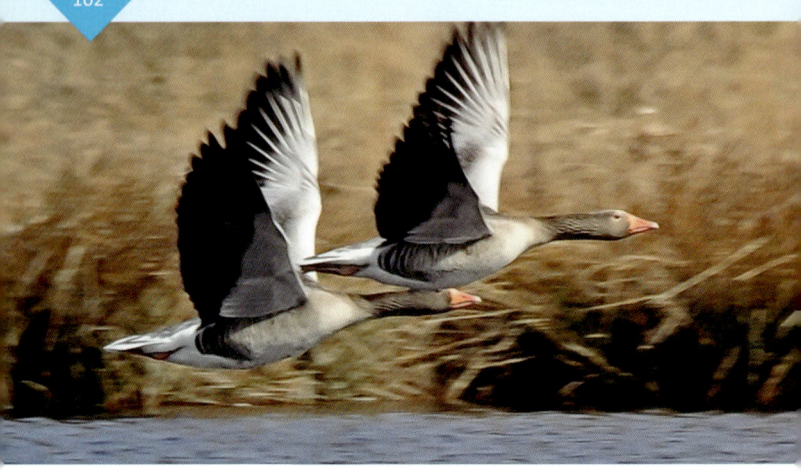

KAPITEL 5
Wachsen durch dich

Eine Freundin von mir heiratete vor Jahren einen Sänger. Er wurde die „Goldene Stimme von San Francisco" genannt, brachte jedes Jahr eine neue CD auf den Markt und wurde zu vielen Festivals eingeladen. Sie bewunderte ihn sehr, liebte seine Lieder, seine Musik – aber selbst singen? Das traute sie sich nicht zu. Sie dachte, sie habe keine gute Stimme, sie hatte Angst vor dem Podium und vor dem Publikum, sie meinte, sie sei nicht einmal musikalisch. Im Laufe der Jahre begann sie dann trotzdem, auf sein Drängen hin, für ihn ein wenig Background zu singen. Auf diesen CDs hört man sie kaum. Dann kamen die ersten CDs heraus, auf denen sie beide sangen. Und heute, Jahre später, ist sie eine international bekannte spirituelle Sängerin, die auf viele Festivals eingeladen wird und viele CDs veröffentlicht hat. Und jedes ihrer vielen Lieder ist selbst komponiert.

Wie oft verlieben wir uns in Menschen mit Eigenschaften, die wir für uns ersehnen, von denen wir aber glauben, wir hätten sie nicht! Denken Sie einmal darüber nach: Was bewundern Sie besonders an Ihrem Partner, an Ihrer Partnerin? Und wie wäre es, wenn Sie genau diese Eigenschaft auch in sich trügen – nur verborgen, versteckt, im Hintergrund?

Diese menschliche Eigenschaft nennt man Projektion – und sie ist etwas, durch das wir unsere Vorstellung von uns ganz entschieden erweitern können. Wir projizieren nämlich auf unseren Partner oft Eigenschaften oder Dinge, die wir selbst nicht zu sein glauben, nicht nur im Schönen, sondern auch im Negativen. Wenn eine sehr ordentliche Frau einen extrem unordentlichen Mann zum Partner nimmt, dann hat das etwas mit ihr zu tun – es kann sein, dass er für sie etwas lebt, was sie in sich ablehnt oder vor dem sie regelrecht Angst hat. Ebenso, wenn eine Frau einen Mann heiratet, der stark mit seiner Familie verbunden ist, sie selbst aber lieber mit ihrer Herkunftsfamilie gebrochen hat oder sie nur selten sieht. Dann kann es sein, dass sie untergründig fürchtet, von den Eltern oder einer Familie vereinnahmt zu werden, nicht mehr frei sein zu können.

Wie ist es bei Ihnen? Was lehnen Sie an Ihrem Partner ab, womit haben Sie es immer wieder schwer? Mein Lehrer, Yogi Bhajan, sagte immer: „Derjenige, an dem du dich am meisten innerlich reibst, ist dein größter spiritueller Lehrer." Denn die Persönlichkeitseigenschaften, die wir anderen zuschreiben, haben immer etwas mit uns selbst zu tun. Wir kommt es sonst, dass Kinder von Alkoholikern so oft Partner heiraten, die dann auch trinken? Wie oft finden sich Frauen, die als Kinder Gewalt erfahren haben, erneut in Gewaltbeziehungen wieder?

Der Hintergrund für dieses Phänomen in Partnerschaften ist einmal das Prinzip der Resonanz – Gleiches zieht Gleiches an. Wenn wir etwas fürchten oder ablehnen, dann kann es sein, dass wir diesem genau in unseren Partnerschaften begegnen. Man könnte sogar sagen, unterbewusst haben wir es selbst gesucht. Dahinter aber steckt etwas sehr Positives, nämlich das Prinzip des inneren Wachstums, das wir alle in uns tragen. Wir alle haben eine Kraft in uns, die uns dazu bringen möchte, unser gesamtes Potenzial zu leben, möglichst vollständig und heil zu werden. Nun kann man sich das bei dem ersten Beispiel noch gut vorstellen – aber was soll diese Eigenschaft bei negativen Seiten, die wir an unserem Partner entdecken und die uns oft so fürchterlich stören, dass wir uns manchmal sogar deswegen trennen wollen?

Wo ist hier das Prinzip der Heilung und des Wachstums? Ganz einfach: Wenn eine Frau ihren Mann nach seiner Wahrnehmung dauern bekrittelt, dann kennt er diese Stimme. Sie gehört vielleicht mehr in sein Inneres als in seine Partnerin. Vielleicht gehört sie zu seiner Mutter, die nach seiner Erinnerung nie ein gutes Haar an seinem Vater gelassen hat. Vielleicht gehört sie auch zu seinem Vater, der immer noch mehr Leistung forderte und nie zufrieden war. Vielleicht gehört sie auch zu ihm selbst, der meinte, nie richtig zu sein. In jedem Fall gibt es hier etwas zu heilen und nicht die Partnerin zu verändern. Wenn nämlich das dahinterstehende Thema geheilt ist, dann stören uns auf magische Weise diese Seiten an unserem Partner nicht mehr oder wir gehen anders damit um. Wir lösen unsere Abhängigkeiten und die dahinterstehenden Muster, wir können klarer werden und eindeutiger in unserer Kommunikation.

So lernen wir mit und an unserem Partner. So wird unser Partner zu unserem wichtigsten Lehrer. So werden wir reif und vollständig durch unseren Partner.

Das ist auch nötig. Denn durch unsere Projektionen können wir auch das wirkliche Ich des Partners gar nicht mehr sehen. Sie sind wie ein verzerrender Filter für unsere Wahrnehmung. Wir idealisieren den anderen, oder wir verteufeln ihn. Beides stimmt nicht. Jeder Mensch ist, wie er ist – eine Mischung aus guten und schlechten Seiten. Jede Seele ist hier, um zu wachsen, um die Lebenslektionen zu lernen, die wir lernen wollten, als wir uns entschlossen, auf diese Welt zu kommen. Und jede Seele ist in ihrer Essenz ein Teil des Göttlichen, liebevoll und wunderbar. Jeder Mensch sucht im Kern danach, glücklich zu sein und geliebt zu werden und seine ganze Liebe schenken zu können. All das können wir nicht mehr erkennen, wenn wir nur in unseren Projektionen leben. Deshalb ist unser eigener Heilungsprozess auch ein Weg, den anderen besser erkennen zu können. Nicht die rosarote Brille ist es, die den Blick auf den Partner verzerrt – es sind unsere eigenen Muster und Hintergründe, die bestimmte Seiten des Partners immer mehr in den Vordergrund treten lassen.

Wie aber können wir diesen Blick wieder bekommen? Wie können wir selbst heiler werden? Wenn wir uns im Paar-Yoga in die Augen schauen, unsere ganze Liebe in diesen Blick legen und selbst so angeschaut werden – dann ist das zutiefst heilsam. Es heilt all die Seiten in uns, die noch ungeheilt sind. Es bringt all die Selbstzweifel nach oben, die uns davon abhalten, diese Liebe in uns hineinzulassen. Es kann uns zum Weinen bringen oder zum Erstarren, entweder, weil wir die Liebe, die nun da ist, gar nicht annehmen können oder weil es geht und das so beglückend ist, dass es alle Schmerzen der Vergangenheit abwäscht. Liebe heilt. Sie ist das einzige, das heilt. Sie heilt die Angst der Vergangenheit. Sie heilt die Schmerzen der Vergangenheit.

Bringen Sie die Liebe, die Sie in den Augen des Partners sehen können, an die Stelle Ihrer Seele, die noch nicht vertrauen kann, die Angst hat, gerade vor dieser Liebe oder vor dem Schmerz. Lassen Sie die Liebe genau dorthin fließen – und spüren Sie die Veränderung, die geschieht. Spüren Sie, wie Ihr Herz sich öffnet, wie Sie offener werden dürfen, wie Wärme und Weichheit durch Sie strömen. Nun können Sie anfangen, Ihren Partner wirklich zu sehen, ebenso wie sich selbst.

Paar-Yoga-Sequenz
Wachsen durch dich

Übung 1

Setzen Sie sich bitte voreinander in den Schneidersitz oder mit aufrechter Wirbelsäule auf einen Stuhl. Falten Sie Ihre Hände umeinander und schauen Sie Ihrem Partner in die Augen. Pressen Sie die unteren Handkanten zusammen und entspannen Sie sie wieder. Es gibt zwischen den Handflächen ein pumpendes Geräusch. Stellen Sie sich vor, dass Sie mit dieser Bewegung alle Projektionen lösen, sodass Sie den anderen wirklich erkennen können.

Wirkung: Durch das Pressen der Hände üben Sie Druck auf die „Monde" der Daumen aus. Dadurch wandelt sich das Bewusstsein vom niederen Ich zum höheren Selbst, die im Daumenbereich der Hände energetisch angesiedelt sind.

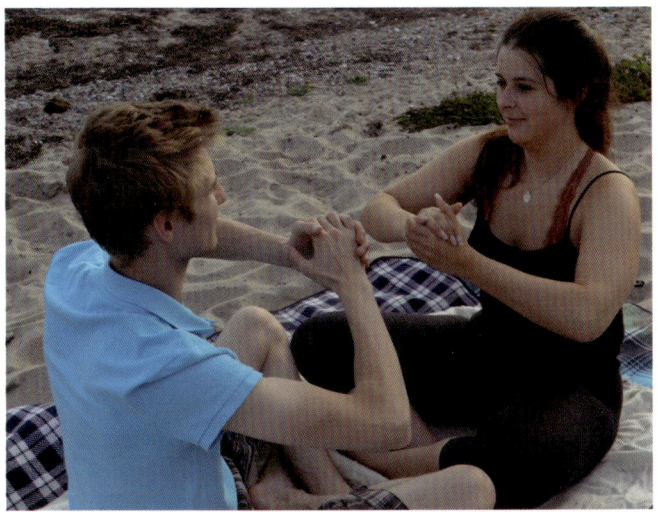

Dauer: 2 Minuten, dann die Augen schließen und nachspüren. Lassen Sie dann die Hände sinken.

Übung 2

Legen Sie sich auf den Rücken, die Köpfe aneinander. Heben Sie die Beine 90° (oder so hoch Sie können) nach oben. Heben Sie auch die Arme senkrecht nach oben, die Handflächen zeigen zu den Knien. Spreizen Sie die Finger. Atmen Sie lang und tief.

Wirkung: Durch die 90°-Haltung der Beine wird die Energie zum Kopf gelenkt, wo die 7 Chakras – die Energiezentren des kosmischen Selbst – sich begegnen. Die Hände bilden eine Art Antenne für die umgewandelte Energie.

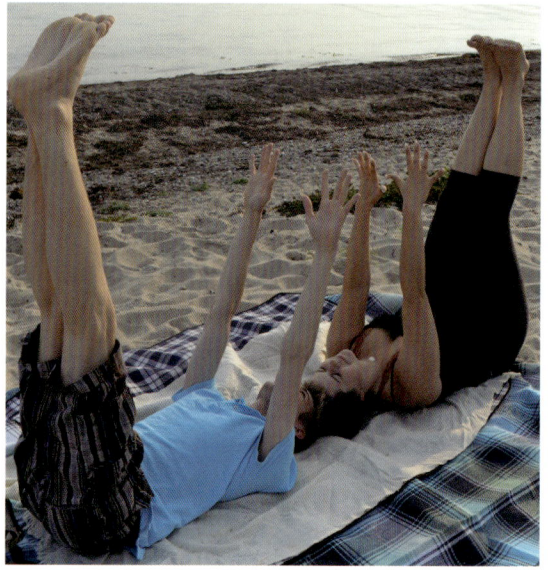

Dauer: 2 Minuten. Danach langsam Arme und Beine absenken. Spüren Sie einige Atemzüge lang nach.

Übung 3

Ziehen Sie nun die Knie an die Brust. Halten Sie die Knie mit den Armen fest. Überkreuzen Sie nicht die Füße. Legen Sie die Köpfe nebeneinander. Atmen Sie lang und tief.

Wirkung: Körperlich entspannt diese Haltung als eine Art Gegenposition die Anspannung der vorherigen Übung. Sie löst Spannungen im Bauchbereich auf und lockert den Rücken. Energetisch verbinden Sie sich mit dieser Haltung mit der Erde. Die Kopfhaltung entspannt und bringt Nähe.

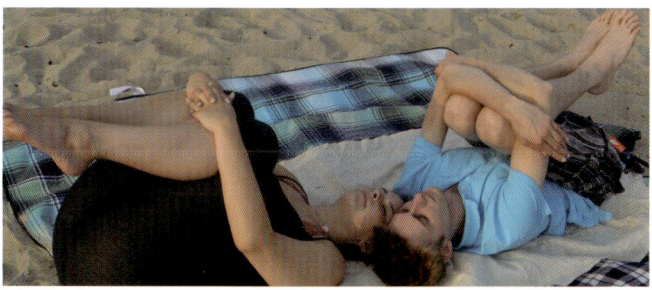

Dauer: 2 Minuten. Dann tief einatmen, ausatmen und dabei die Beine absenken. Spüren Sie einen Augenblick lang nach, lassen Sie den Atem fließen.

Übung 4

Kommen Sie in den Stand. Heben Sie die Arme nach oben. Schütteln Sie nun den ganzen Körper, heben Sie dabei immer einen Fuß hoch. Schauen Sie einander an.

Wirkung: Sie löschen mit dieser Übung alles Denken und kommen ganz in den Augenblick.

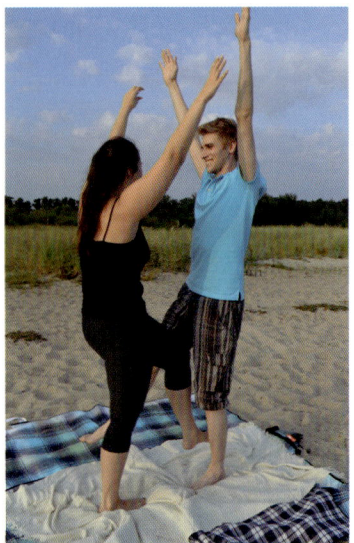

Dauer: 2 Minuten. Bleiben Sie dann voreinander stehen und spüren Sie nach.

Übung 5

Setzen Sie sich in den Schneidersitz, überkreuzen Sie Ihre Arme und massieren Sie sich die Achselhöhlen. Halten Sie dabei Augenkontakt.

Wirkung: Körperlich bewegen Sie mit dieser Massage die Lymphe in den Achselhöhlen, sodass diese besser fließen kann. Sie lösen Verklebungen der Faszien, die Schulterspannungen erzeugen können. Energetisch betrachtet sind die Achselhöhlen eines der Tore des Bewusstseins, das Sie mit dieser Massage öffnen können.

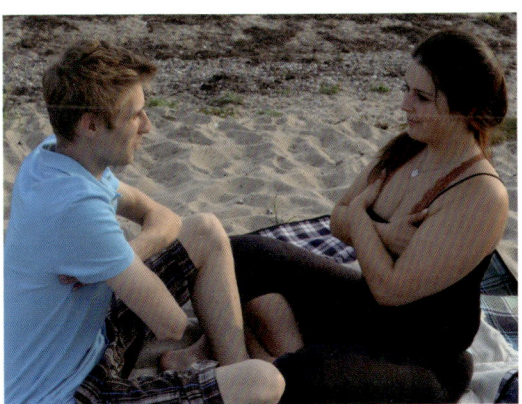

Dauer: 2 Minuten, danach einatmen, Hände sinken lassen und nachspüren.

Übung 6

Klopfen Sie mit Fäusten abwechselnd auf Ihre Brust, spielen Sie „King Kong"! Schauen Sie sich dabei in die Augen.

Wirkung: Diese spielerische Übung macht Spaß und löst Anspannung.

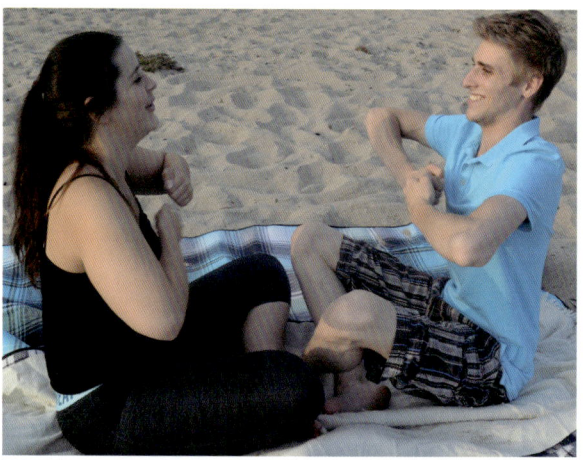

Dauer: 2 Minuten, danach die Augen schließen, die Hände lösen und auf die Knie legen. Spüren Sie ein wenig nach.

Übung 7

Legen Sie einander abwechselnd die Hand auf den Herzraum in der Mitte des Brustbeins. Derjenige, der die Hand
auflegt, spricht dabei das Mantra „Sat Nam" (Ich begrüße
deine Wahrheit). Der andere antwortet mit dem Mantra
„Whahe Guru" (Oh, wie groß ist das, was uns vom Dunklen
zum Licht führt). Das Mudra sowie das Mantra werden immer wiederholt.

Wirkung: Mit dieser meditativen Übung begrüßen Sie
denjenigen Teil im Partner, durch den Sie zu Ihrer eigenen
Wahrheit kommen. Die Antwort erinnert Sie beide daran,
dass dies ein gemeinsamer Weg ist, den Sie gehen wollen.

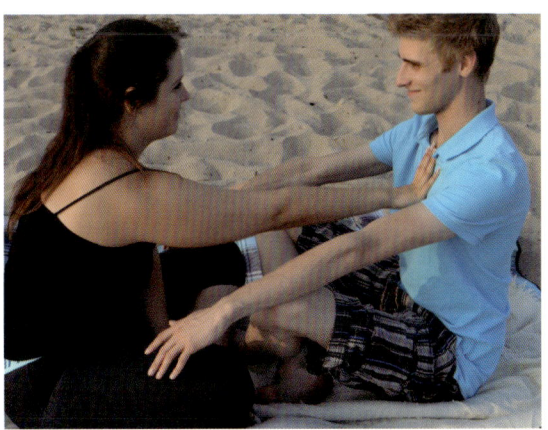

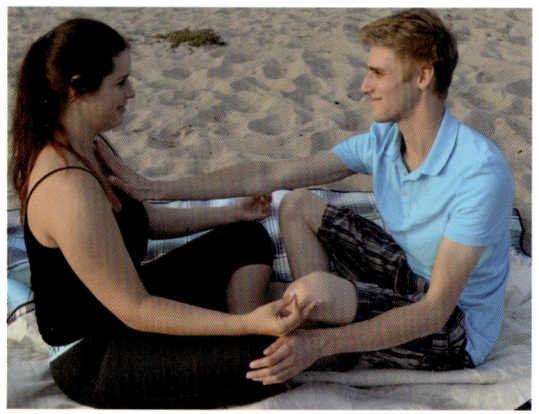

Dauer: 3 Minuten. Schließen Sie dann die Augen, spüren Sie der Übung nach.

Entspannung: Ich danke dir!

Vorbereitung: Legen Sie sich in eine der vorgeschlagenen Entspannungshaltungen auf den Boden. Lassen Sie Ihre Energien ineinanderfließen.

Imagination: Denken Sie an alles, was Sie schon miteinander erlebt haben. Beginnen Sie ganz am Anfang Ihrer Beziehung, lassen Sie auch krisenhafte Momente nicht aus. Danken Sie dem anderen für das, was Sie dadurch über sich und über das Leben erfahren haben. Sagen Sie innerlich immer wieder: „Ich danke dir dafür!" Denken Sie daran: Ihr Partner ist – bewusst oder unbewusst – Ihr wichtigster spiritueller Lehrer!

Dauer: 11 Minuten

Abschluss: Machen Sie die Aufwachschritte, kommen Sie dann in den Schneidersitz zur abschließenden Meditation.

Meditation: Aad Gureh Nameh

Bitte setzen Sie sich in den Schneidersitz voreinander. Bei der folgenden Meditation sind die vier Haltungen an ein Mantra gekoppelt, das aus vier Zeilen besteht. Es lautet:

Aad Gureh nameh
Dschugad Gureh nameh
Sat Gureh nameh
Siri Guru Deve nameh

und bedeutet:

Ich grüße in dir den unendlichen,
den zeitlosen Lehrer/die Lehrerin.
Ich grüße in dir den Lehrer/die Lehrerin
durch alle Zeiten hindurch.

Ich grüße den inneren Lehrer/die innere Lehrerin,
der/die uns die Wahrheit enthüllt.
Und ich grüße den göttlichen Lehrer/ die göttliche Lehrerin,
der/die uns beide vom Dunklen zum Licht führt.

Von diesem Mantra wird gesagt, dass es eine Art scheinenden Schutzschild um diejenigen webt, die es rezitieren.

Haltung 1: Sie bilden das Gebetsmudra vor dem Herzen, die Handflächen aneinandergelegt. Sprechen Sie dazu das Mantra „Aad Gureh nameh"

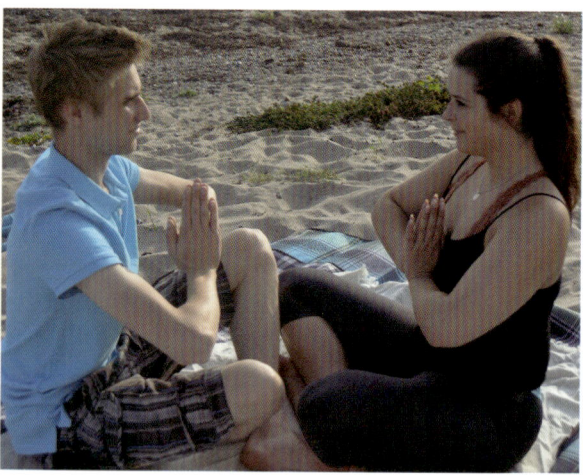

Haltung 2: Sie bleiben im Schneidersitz, aber führen die Arme senkrecht nach oben. Die Handflächen liegen weiter aneinander. Sprechen Sie dazu das Mantra: Dschugad Gureh nameh."

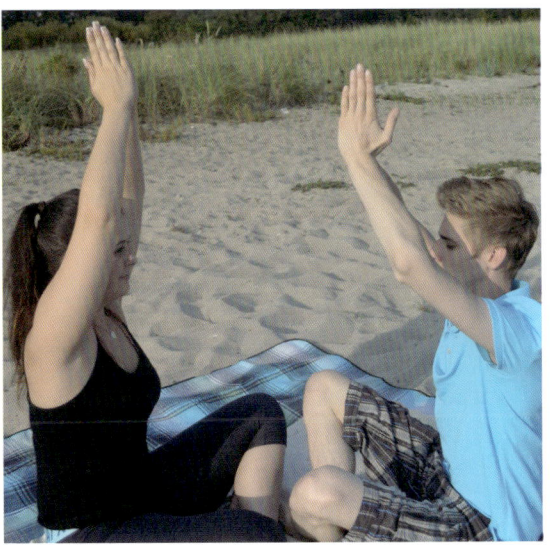

Haltung 3: Sie bleiben weiter im Schneidersitz. Öffnen Sie die Arme weit über Ihrem Kopf. Sprechen Sie dazu das Mantra: „Sat Gureh nameh".

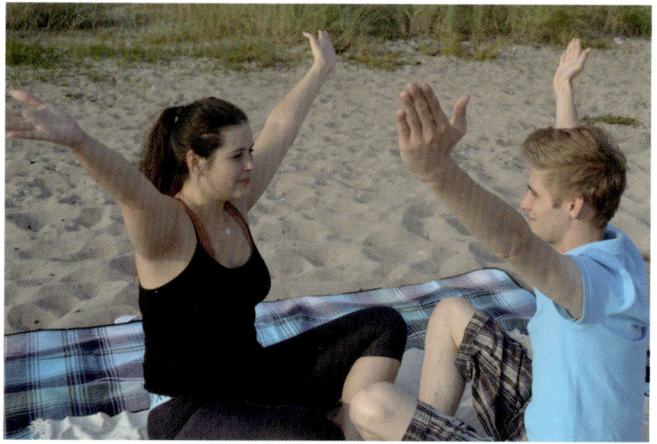

Haltung 4: Führen Sie Ihre Hände langsam wieder zusammen, bis sie vor der Brust aneinander liegen. Sprechen Sie dazu das Mantra „Siri Guru Deve nameh".

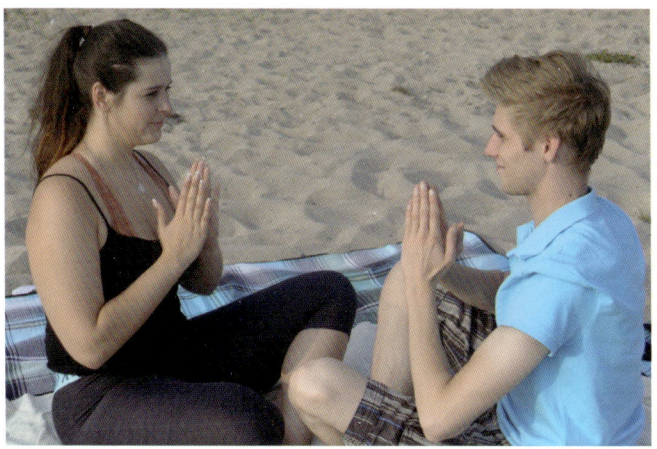

Dauer: Wiederholen Sie diese Abfolge für 3 Minuten. Dann schließen Sie bitte die Augen und spüren nach. Danken Sie einander.

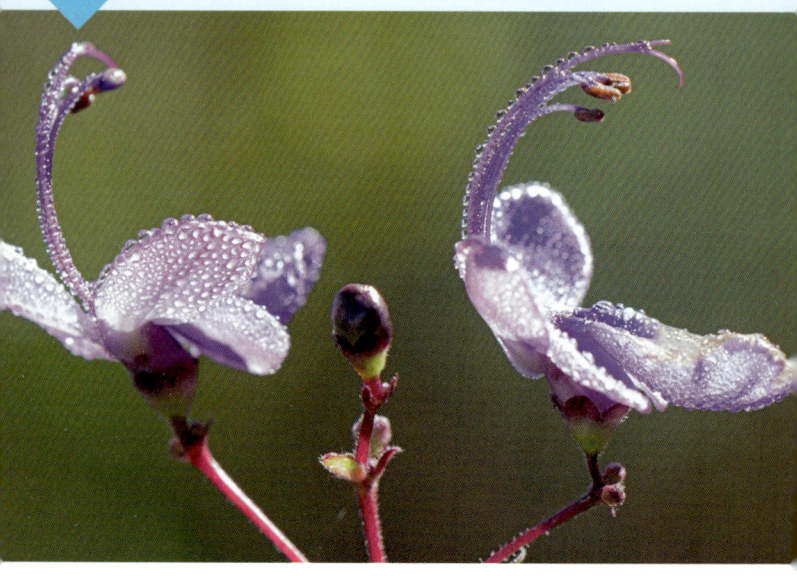

KAPITEL 6
Sinnlichkeit und körperliche Nähe

Die Begegnung der Körper ist dasjenige Element, das Liebesbeziehungen zu ganz einzigartigen Beziehungen macht. In der Freude am anderen, im Entdecken und Erleben der gemeinsamen Lust, im Moment der Ekstase und der Verschmelzung erleben wir eine Einheit und Verbundenheit, die in unserem Alltag sonst nur selten in dieser Intensität vorkommt.

In Langzeitbeziehungen jedoch ist das Thema Sinnlichkeit, lustvoller Umgang miteinander und Körperlichkeit eines, über das eisern geschwiegen wird. Und wenn man genau nachfragt, dann erzählen einem die meisten Paare, dass sie nur selten Sex miteinander haben. Fragt man noch genauer nach, dann erzählen die Männer, dass sie sich oft frustriert fühlen, weil ihre Frauen sie abweisen und dass es deshalb – bis auf das obligatorische Küsschen zum Abschied morgens und zum Einschlafen abends – kaum noch Berührung zwischen ihnen gibt. Die Frauen aber erzählen, dass ihre Männer, wenn sie Lust auf Berührung, auf Begegnung signalisieren, meist nur eins wollen: Sex. Kuscheln, Massagen, Streicheln oder Im-Arm-gehalten-Werden – all das, was viele Frauen ersehnen, läuft, so sehen Frauen das, nur auf ein einziges Ziel hinaus: Will sie mit mir schlafen? Den Frauen ist das zu wenig – aber sie wissen nicht, was sie sonst tun sollen. Das Einzige, was ihnen einfällt, ist „Nein" sagen – und das tun sie deshalb auch. Oft genug 365 Tage im Jahr.

Übung

Nehmen Sie sich ein Blatt Papier und Buntstifte, Malkreiden oder Farben. Malen Sie, in Formen und Farben, gegenständlich oder abstrakt, wie Ihre gemeinsame Körperlichkeit aussieht. Schauen Sie sich an, was Sie gemalt haben? Was bemerken Sie?

Und nun nehmen Sie sich ein zweites Blatt – und Ihre Stifte oder Farben. Malen Sie, in Formen und Farben, gegenständlich oder abstrakt, wie Sie sich Ihre gemeinsame Körperlichkeit wünschen würden. Schauen Sie sich dann an, was Sie gemalt haben. Was bemerken Sie?

Nehmen Sie sich dann eine halbe Stunde Zeit füreinander. Sprechen Sie zunächst über das zweite Blatt – und zwar mit der Sprache Ihres Herzens, abwechselnd, so, wie Sie es beim Sprechen und Zuhören gelernt haben. Sprechen Sie erst dann über das erste Blatt, mit aller Wertschätzung und Achtsamkeit für den anderen. Erarbeiten Sie gemeinsam Ihre Wünsche, Ihre Träume und Sehnsüchte, sodass Sie umeinander wissen.

* * *

Wenn in einer Partnerschaft Sinnlichkeit, Erotik und Sexualität fehlen, dann geht Paaren eine ganze Dimension der Liebe verloren. Denn körperliche Nähe, Verbundenheit, Streicheln, Blicke, Bewegungen können ein Miteinander schaffen, das mit allen Worten nicht erreicht werden kann. So lassen sich beispielsweise Paare, die aneinander gekuschelt schlafen, wesentlich seltener scheiden als Paare, die in getrennten Betten oder gar in getrennten Räumen schlafen. Und die bekannte Löffelchenhaltung ist in der Lage, eine tiefere Entspannung in uns herzustellen als alle Entspannungsübungen der Welt.

Das Wichtigste aber ist, dass Männer und Frauen eigentlich sehr sinnliche Wesen sind. Empfindungen durch die Sinne bringen uns unmittelbar in Verbindung mit unseren elementaren Gefühlen. Wenn beispielsweise ein warmer Wind sanft durch unser Haar streicht, dann bekommen wir vor Vergnügen eine Gänsehaut. Wenn wir in eine Badewanne steigen, dann atmen wir unwillkürlich aus – so wird Spannung losgelassen. Wenn wir bewusst etwas Gutes essen oder trinken, dann spüren wir sofort, ob es uns schmeckt oder nicht. Uns läuft das Wasser im Munde zusammen. Wir genießen die Sonne auf unserer Haut, manchmal auch den Regen. Und der Anblick von etwas Wunderschönem lässt uns den Atem anhalten.

Das indische Tantra, das eng mit Yoga verbunden und viel mehr ist als das, was davon hier im Westen angekommen ist, kennt mehrere hundert Arten und Weisen, die Sinne des Menschen zu erwecken und ihn so wieder in Verbindung mit der Schönheit der Schöpfung zu bringen. Denn das ist der Sinn von Sinnlichkeit: zu spüren, wie schön es ist, lebendig zu sein, einzutauchen in die Freude an allem, was ist, sich zu verbinden mit dem Leben selbst, eins damit zu werden, sich auszudehnen und unendlich weit, ekstatisch weit, eins zu sein mit der ganzen Fülle des Seins. Sexualität ist nur eine Möglichkeit davon, eine wunderschöne, aber nur eine.

Beginnen Sie deshalb damit, ihre Sinnlichkeit wiederzuentdecken, miteinander. Machen Sie sich für den anderen schön – auf Ihre Weise, aber so, dass es der andere auch merkt. Schauen Sie einander an, nehmen Sie wahr, wie der oder die andere sich kleidet, sich bewegt. Sagen Sie dem anderen, wenn es Ihnen gefällt. Streichen Sie ab und an wie absichtslos dem anderen die Hand oder den Arm –und lächeln Sie ihn oder sie an, wenn Sie dies tun. Stellen Sie, möglichst immer, auch für sich selbst eine sinnliche Atmosphäre her: Tragen Sie nur, was Ihnen gefällt, Farben Material. Essen Sie nur, was Ihnen schmeckt – lieber weniger, aber achten Sie darauf. Gönnen Sie sich Pausen, in denen Sie tief atmen oder in einen Park gehen und den Vögeln zuhören. Bringen Sie Ihrem Partner eine Rose mit, aber nur eine – und schauen Sie ihn oder sie dabei an, wenn Sie sie überreichen. Sagen Sie ihm oder ihr, wie schön Sie seine oder ihre Hände oder die Haut finden, und schnuppern Sie einmal daran. Flüstern Sie ihm oder ihr etwas Freundliches ins Ohr, in der Öffentlichkeit, aber so, dass niemand anders es hört. Nehmen Sie sich oft in den Arm, schmiegen Sie sich aneinander. Zünden Sie morgens für Sie beide eine Kerze an. Oder setzen Sie sich zusammen eine Viertelstunde in den Sonnenschein, bevor der Alltag beginnt. Gehen Sie miteinander tanzen, mindestens einmal die Woche. Oder tanzen Sie, ganz allein mit Ihrem Liebsten, zu Hause zu einer Musik, die Ihnen beiden gefällt. Erzählen Sie sich Geschichten – beispielsweise ein erotisches Märchen. Jeder sagt einen Satz, dann ist der andere dran. Und lachen Sie miteinander – oft und ausgiebig.

Sinnlichkeit ist eine Lebenshaltung, für die man nichts weiter braucht als Willen und Bewusstsein. Machen Sie deshalb Sinnlichkeit zu Ihrer Meditation – das ist nichts Fremdes, sondern steckt in Ihnen. Außerdem weckt es Ihre ganze Sehnsucht und Hingabefähigkeit. Nicht nur, wenn Sie eine Frau sind, sondern auch als Mann. Als Mann nämlich können Sie lernen, wie vielfältig Erotik sein kann, lange, bevor sie sexuell wird. Als Frau können Sie lernen, dass Sie Sehnsucht nach dem Körper Ihres Partners bekommen – und dass das ausgekostet werden kann, lange bevor es sexuell wird. Sexualität wird dann ein Ausdruck dieser Sinnlichkeit und immer vorhandenen Erotik. Aber nur ein Ausdruck, nicht das einzige Ziel.

Wenn Sie in Ihrer Beziehung dauerhaft eine sinnlich-erotische Stimmung schaffen, dann wird Sexualität im engeren Sinne nicht mehr so wichtig. Sie ist schön, aber sie ist potenziell immer da. Und Sie signalisieren Ihrem Partner ständig, dass er Ihnen gefällt. Dass er oder sie ein erotisches Wesen für Sie ist. Nicht, um über ihn oder sie herzufallen – wogegen, wenn es manchmal und im gegenseitigen Einvernehmen geschieht, durchaus nichts einzuwenden ist. Aber eben nicht immer. Genießen Sie auch, wenn Sie darauf verzichten. Genießen Sie all das, was Sie stattdessen tun können – den Duft der Haut, die Küsse, die Umarmungen, die Nähe des anderen. So werden Sie zu einem erotischen, zu einem sinnlichen Paar.

Das Spannende ist, dass diese Erotik niemals aufhört – denn wir hören nie auf, Sehnsucht nach dieser Sinnlichkeit zu haben. Wir können sie täglich genießen, solange wir leben. Und wir können täglich Neues und Schönes, auch Bekanntes und Schönes an unserem Partner entdecken, ihm oder ihr das mitteilen. So wird der andere niemals langweilig. Und Sie müssen nicht suchen, um Abwechslung zu finden. Diese Abwechslung, dieses Neue, das Sie entdecken können, ist immer da. Das Schöne ist zudem, dass ein Partner, der sich begehrt und gewollt fühlt, wirklich schöner wird – und außerdem bereit ist, Ihnen ganz nah zu sein. Und das, genau das wünschen sich viele Paare.

Und was ist, wenn Sie mal keine Lust auf Sex haben? Dann zeigen Sie Ihrem Partner, mit einem intensiven Kuss, mit Ihrem Körper, wie begehrenswert er oder sie für Sie ist. Und dass dies auch jetzt so ist. Nur dass Sie eben keine Lust auf Sex haben. Lassen Sie Ihr Nein zu einem Ja für ihn oder sie werden. So ist es leichter, mit dem Nein klarzukommen.

Die **Paar-Yoga-Sequenz**, die Sie jetzt praktizieren können, bringt Sie in Verbindung mit dieser Sinnlichkeit. Üben Sie sie so, dass Sie Freude und Spaß daran haben und dass Sie sich intensiv dabei begegnen. Spüren Sie Ihre Freude an Ihrem Körper – und am Körper des anderen. Tauchen Sie tief in den anderen ein – so werden Sie, auch körperlich, zum Ausdruck des Miteinander-eins-Seins. Die abschließende **Meditation** weckt Ihren Willen und Ihre Bewusstheit, sie nährt Sie auf feinstofflicher Ebene. Lassen Sie sich also nähren – und genießen Sie dies miteinander.

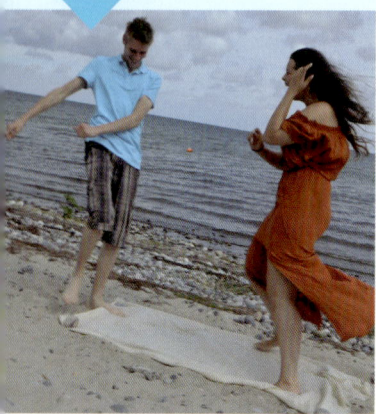

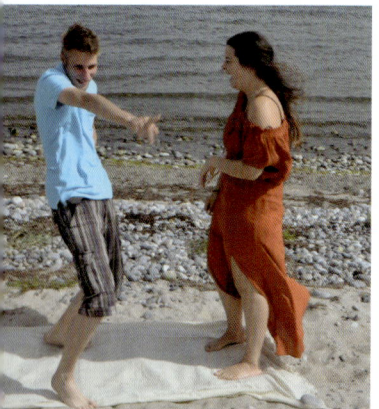

Paar-Yoga-Sequenz: Sinnlichkeit und körperliche Nähe

Übung 1

Tanzen Sie, zu einer echten oder vorgestellten Musik, ausgelassen miteinander.

Wirkung: Sie lösen Ihre Gedanken vom Alltag und entspannen Ihren gesamten Körper.

Dauer: 3 – 11 Minuten

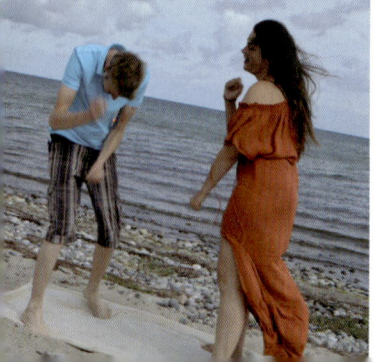

Übung 2

Stehen Sie Rücken an Rücken, halten Sie sich an den Händen, atmen Sie lang und tief in den Rücken des anderen hinein.

Wirkung: Die Entspannung vertieft sich, Sie nehmen einander über Ihren Atem wahr.

Dauer: 3 Minuten

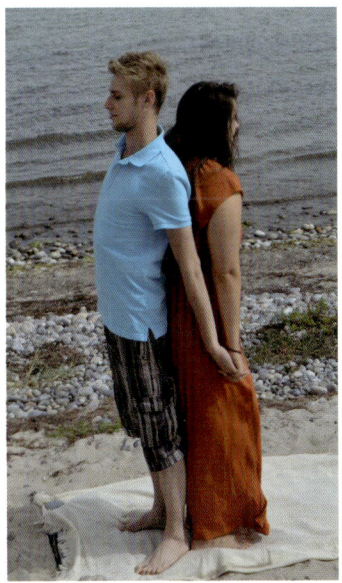

Übung 3

Bewegen Sie dann kraftvoll Ihre Schulterblätter, von rechts nach links, nach oben und nach unten. Geben Sie sich eine Schulterblatt-Massage.

Wirkung: Körperlich entspannen Sie so Ihren oberen Rücken und die Schultern. Geistig macht die Übung einfach Spaß und weckt Ihre Lebensfreude.

Dauer: 3 Minuten

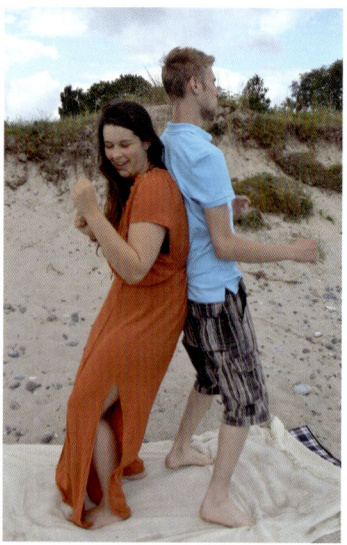

Übung 4

Bleiben Sie Rücken an Rücken stehen, beugen Sie sich nach unten, beginnen Sie, Ihren gesamten Körper abzustreichen. Lassen Sie keinen Zentimeter aus, streichen Sie alles vom Körper ab, was Sie loswerden möchten. Genießen Sie das Prickeln im Körper, das dadurch entsteht.

Wirkung: Sie aktivieren den gesamten Körper und bleiben dabei in Berührung.

Dauer: 5 Minuten

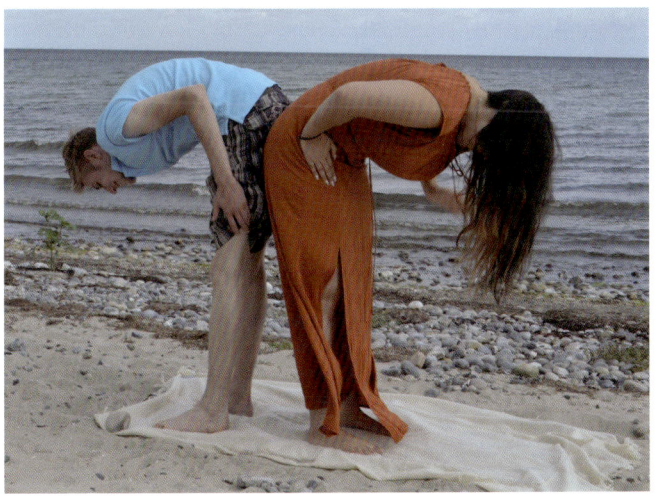

Übung 5

Stehen Sie bitte voreinander. Nehmen Sie die Hände vor Ihren Körper, die Handflächen nach unten. Der männliche Partner kommt mit den Händen auf Höhe seines Geschlechts und zieht die Hände dann zum Herzen hoch und gibt die Energie zu seiner Partnerin hinüber. Die Partnerin nimmt die Energie mit den Händen am Herzen auf und führt sie zu ihrem Geschlecht hinunter. Die Bewegung sollte nach und zu einem gemeinsamen „Tanz" der Hände werden, bei der beide Partner Sex und Herz, Erotik und Liebe verbinden: er vom Geschlecht zum Herzen, sie vom Herzen zum Geschlecht.

Wirkung: In einer wortlosen Weise verbinden Sie so die erotische männliche und weibliche Polarität: Beim ihm führt der Weg vom Begehren zum Herzen und zur Partnerin, bei ihr vom Herzen zum Begehren und ins Geschlecht.

Dauer: 3 Minuten

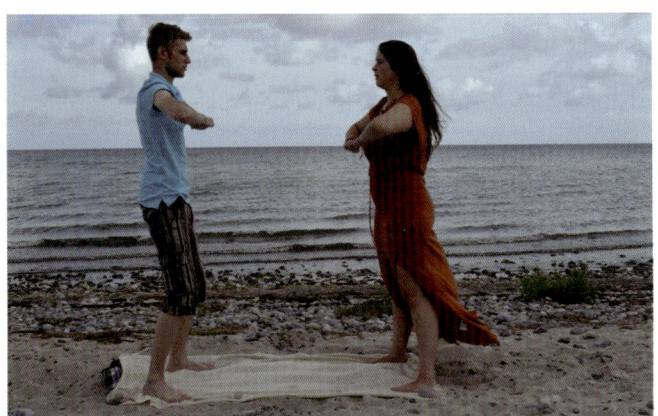

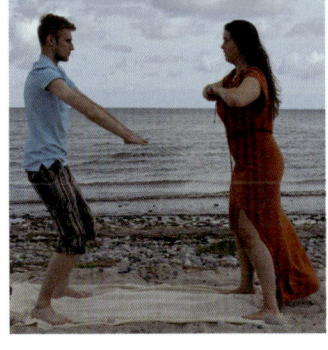

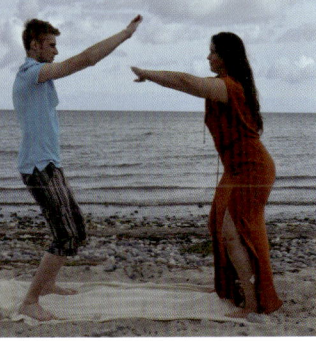

Übung 6

Bleiben sie voreinander stehen. Halten Sie sich fest an den Unterarmen. Biegen Sie Ihr Becken aufeinander zu. Biegen Sie Ihren Oberkörper weit nach hinten. Halten Sie sich gegenseitig. Atmen Sie lang und tief.

Wirkung: Diese Vertrauensübung kann Ihren ganzen Rücken entspannen, wenn Sie loslassen können. Wenn Ihnen dies schwerfällt, kann sie anstrengend sein. Bitte ganz langsam aus der Übung herauskommen!

Dauer: 3 Minuten

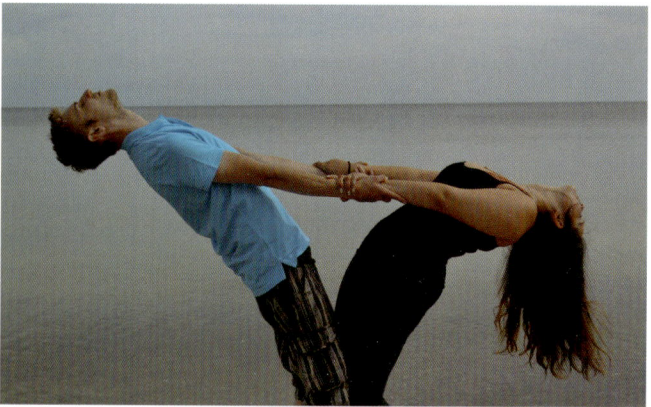

Übung 7

Doppelter Energiekreislauf: Stehen Sie voreinander, mit etwas Abstand. Schauen Sie sich an. Heben Sie die Hände zur Gebetsposition vor die Brust. Atmen Sie aus und drehen Sie die Fingerspitzen nach unten, bewegen Sie das so entstehende, abwärts zeigende Dreieck vor Ihrem Körper nach unten und dann in einem großen Bogen vor dem Körper nach oben, atmen Sie dabei ein. Kommen Sie mit den Händen zu einer Schale über Ihrem Kopf, halten Sie den Atem an, tanken Sie Energie. Führen Sie ausatmend die Hände vor die Brust in die Gebetsposition, atmen Sie aus und dann wieder ein. Dann beginnen Sie von Neuem.

Wirkung; Diese Übung ist in sich eine Meditation. Sie verbindet Erde und Himmel, Herz und Geschlecht miteinander. Wenn man sie als Paar praktiziert, kann sie intensive Nähe schenken.

Dauer: Ca. 12- mal

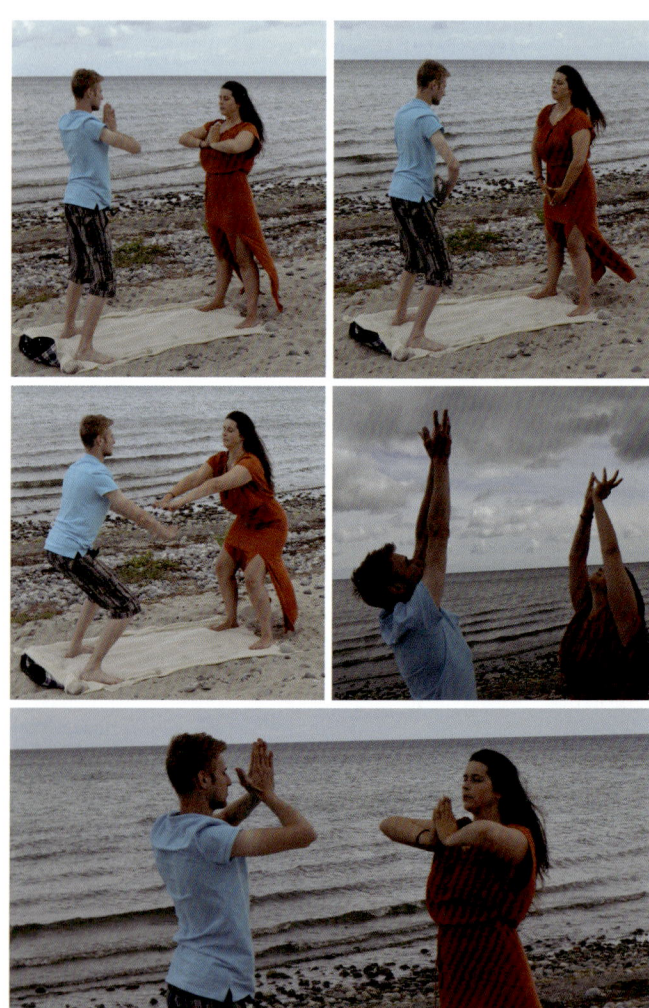

Abschluss: Danken Sie einander. Umarmen oder verneigen Sie sich voreinander.

Entspannung: Verschmelzen mit dir

Vorbereitung: Legen Sie sich in eine der Entspannungshaltungen. Lassen Sie Ihren Körper wie in die Erde sinken, atmen Sie lang und tief.

Imagination: Lassen Sie das Bild des Partners in sich entstehen, in seiner ganzen Schönheit. Stellen Sie sich vor, er/sie kommt auf Sie zu. Und dann verschmelzen Sie miteinander. Nehmen Sie wahr, wie sich dies für Sie anfühlt.

Dauer: 11 Minuten

Abschluss: Machen Sie die Aufwachschritte, kommen Sie nach oben. Kommen Sie in den Stand.

Meditation: Power und Liebe

Stellen Sie sich voreinander hin, die Knie leicht gebeugt. Greifen Sie mit einer Hand weit in die Luft, holen Sie sich einatmend das Prana, die Lebensenergie, die in der Luft vorhanden ist. Bringen sie diese Energie mit dem Ausatmen kraftvoll in Ihren Nabelpunkt, während die andere Hand nach außen schwingt. Wiederholen Sie diese Sequenz immer wieder, halten Sie dabei Augenkontakt.

Zeit: 3 Minuten

Zum Abschluss: Atmen Sie tief ein und aus, spüren Sie einen Moment nach.

Dann setzen Sie sich in den Schneidersitz voreinander. Berühren Sie mit Ihren Händen die Oberschenkel des Partners, spüren Sie seine/ihre Wärme und Liebe. Schauen Sie sich intensiv in die Augen.

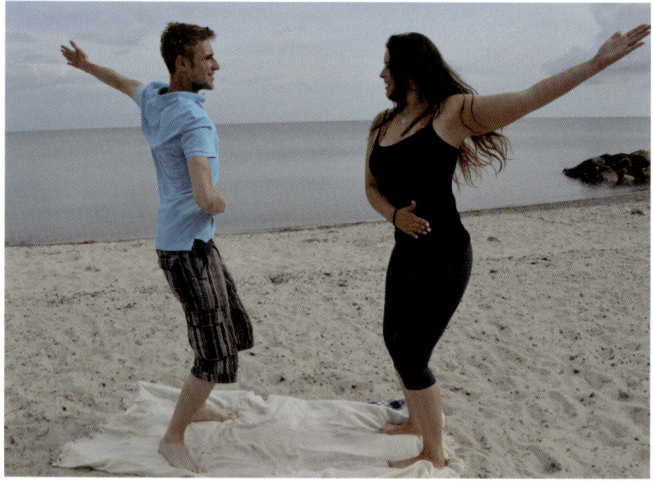

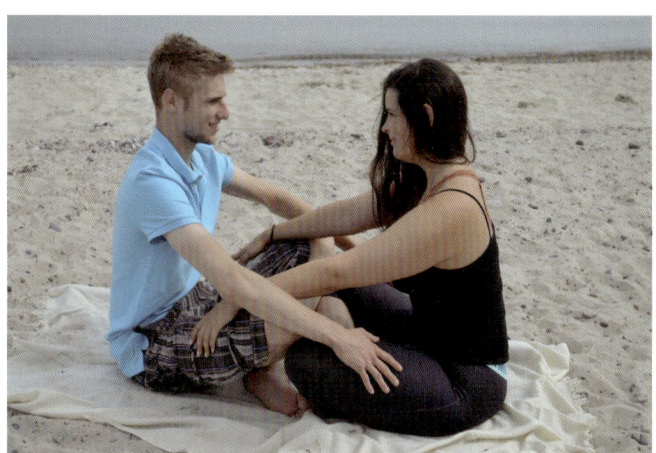

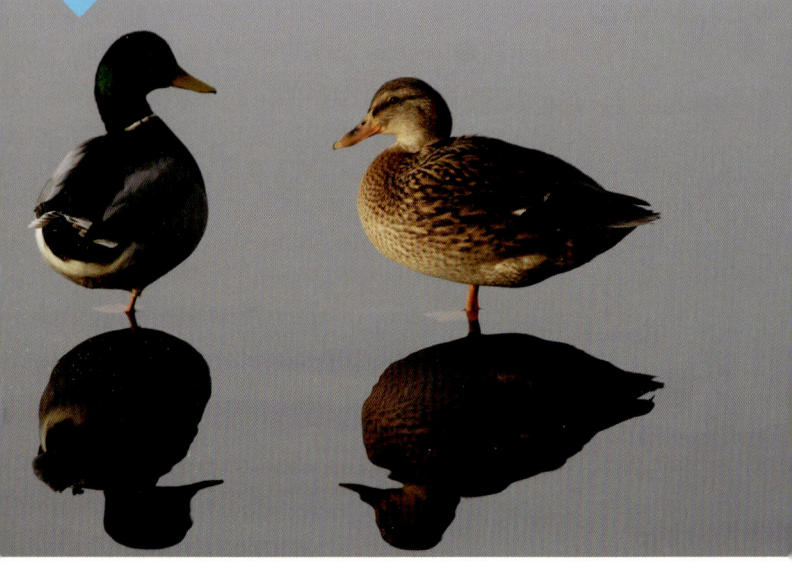

KAPITEL 7
Verzeihen und vergeben – Frei werden von Enttäuschungen und Verletzungen

Es gibt keine Liebe ohne gegenseitige Verletzungen. Es muss nicht unbedingt eine bewusste Verletzung sein, die wir dem anderen willentlich zugefügt haben. Beinahe jeden Tag verletzen wir unseren Partner, mit kleinen oder großen Dingen, die wir sagen, die wir tun, die wir nicht tun. Wir haben etwa versprochen, ein Geschenk für eine Abendeinladung zum

Geburtstag mitzubringen, und haben es nicht getan. Wir haben nicht so positiv reagiert, als der andere von einem beruflichen Erfolg oder Missgeschick erzählt hat. Wir sind aus der Haut gefahren, weil wir gereizt und überarbeitet waren, und haben Dinge gesagt, die wir sonst niemals gesagt hätten. Wir sind lieber mit einem Freund zu einer Sportveranstaltung gefahren, als mit unserer Partnerin zu einem für sie wichtigen Termin zu gehen. Wir haben uns lustig darüber gemacht, dass der andere morgens immer meditieren will. Oder wir haben zum dritten Mal den Hochzeitstag vergessen.

Dann gibt es die großen Verletzungen, die auch in der Partnerschaft passieren: dass wir eher verhalten oder sogar ablehnend reagiert haben, als sie erzählte, dass sie schwanger ist. Dass wir uns geweigert haben, in die andere Stadt zu ziehen, die ihm einen großen Karrieresprung ermöglicht hätte. Dass wir seine Kinder aus erster Ehe einfach nicht ins Herz schließen konnten oder es abgelehnt haben, mit ihnen zusammenzuwohnen. Dass uns nicht klar war, wie nahe ihm der Tod eines Freundes gegangen ist, und wir eher darüber hinweggegangen sind. Oder dass wir fremdgegangen sind, einmal, bei einem One-Night-Stand. Oder mit einer lang andauernden Affäre. Dass wir seit einiger Zeit abends zu viel trinken oder uns sogar bei einem Streit mal die Hand ausgerutscht ist. Oder wir unter Druck unflätig werden oder mit Tellern werfen.

Wenn Sie wissen wollen, wie viele kleine und große Verletzungen Sie aus der Zeit Ihrer jetzigen Partnerschaft in sich tragen, dann nehmen Sie sich ein Blatt Papier. Fangen Sie mit HEUTE an – und gehen Sie dann in Ihrem Gedächtnis rückwärts. Schreiben Sie alles auf, was Sie in Ihrer Partnerschaft verletzt hat – all die großen und die kleinen Dinge. Alles. Und dann schauen Sie sich die Liste an. Sprechen Sie *nicht* mit Ihrem Partner darüber. Schauen Sie sie sich nur selbst an.

Alle diese Verletzungen rauben *Ihnen* Lebensenergie. Wirklich – jede einzelne. Viele von uns denken: Ach, was soll's, so schlimm ist das doch auch nicht. Stimmt aber nicht. Es ist so schlimm. Nur weil wir versuchen, so zu tun, als würde uns das alles nicht betreffen, als würden wir keine Gefühle an dieser Stelle haben, heißt das noch lange nicht, dass es wirklich keine Gefühle gibt. Spüren Sie doch einmal, ob Sie nicht einen leicht erhöhten Puls bekommen, wenn Sie an eine Verletzung denken. Oder ob sich irgendetwas in Ihrem Körper ändert – vielleicht die Brust eng wird oder die Kehle. Wenn sich gar nichts tut, dann sind Sie entweder erleuchtet – oder ein großer Verdränger. Alle Verletzungen, die sich in uns nicht aufgelöst haben, binden Energie. Und wenn zu unausgesprochenen Verletzungen jeden Tag neue kommen, dann sind wir irgendwann völlig ausgelaugt und erschöpft, weil wir so viel damit zu tun haben, all das nicht (!) zu fühlen, was es in uns macht.

Manchmal weiß unser Partner nicht einmal etwas davon, womit oder wie oft er oder sie uns verletzt hat. Und auch das bindet Energie. So viel Energie! Nach und nach verschwinden dann all unsere Gefühle für den anderen. Und wir stehen plötzlich da und glauben: Ich liebe ihn oder sie gar nicht mehr. Ich spüre nichts, wenn ich den anderen anschaue. Ich mag es nicht mehr, wenn er oder sie mich anfasst. Und küssen oder Sex mag ich schon erst gar nicht mehr.

Wenn so etwas passiert, dann fragen Sie sich, ob es irgendetwas gibt, was Sie dem Partner noch nicht verziehen haben oder ihm oder ihr vielleicht noch nicht einmal erzählt haben. Weil Sie es vielleicht selbst lächerlich finden oder unwichtig. In Wirklichkeit haben Sie Angst, die Kontrolle zu verlieren, zu brüllen vielleicht oder zu weinen. Dabei ist es genau das, was Ihre Energie wieder freisetzen würde, was *Sie* befreien würde. Und Ihre Gefühle, für Sie selbst – und für Ihren Partner.

Sie würden erstaunt sein, wie lebendig Sie sich fühlen und wie viel Lebendigkeit Ihre Partnerschaft wieder bekommen könnte, wenn tatsächlich alle diese unausgesprochenen Verletzungen, all dieser aufgestaute Groll verschwinden würden.

Deshalb probieren Sie bitte folgende Übung:

Setzen Sie sich voreinander hin, machen Sie aus, wer anfängt. Nehmen Sie sich etwas Zeit, schließen Sie die Augen. Denken Sie beide an all die Verletzungen, die Ihnen einfallen, die Sie selbst dem anderen zugefügt haben, die kleinen und die großen. Nicht die, die der andere Ihnen zugefügt hat, sondern die, die Sie dem anderen zugefügt haben. Denken Sie: Womit habe ich dich verletzt, absichtlich oder unabsichtlich? Und dann öffnen Sie die Augen. Einer beginnt und bittet den anderen um Verzeihung. Sagen Sie alles, was Ihnen einfällt. Ganz egal, ob das eine Verletzung ist, von der Ihr Partner etwas ahnt oder die er Ihnen schon vorgeworfen hat. Übernehmen Sie Verantwortung. Entschuldigen Sie sich. Bitten Sie um Vergebung, ehrlich, offen, ohne Schmus. Wenn Ihr Partner nicht positiv reagiert, sagen Sie, dass Sie bereit sind, etwas zu tun, damit sich das Herz des anderen wieder öffnen kann, vielleicht sogar, dass Sie wirklich zu allem bereit sind.

Fahren Sie so lange fort, bis Sie das Gefühl haben, jetzt fällt Ihnen echt nichts mehr ein. Jetzt ist es – für Sie – gut. Dann danken Sie Ihrem Partner.

Und dann ist der andere dran. Spüren Sie jetzt, wie es sich anfühlt, wenn da jemand sitzt, der/die wirklich Verantwortung

übernimmt, sich nicht rechtfertigt, sondern wirklich Verantwortung fühlt und ausspricht. Nehmen Sie wahr, was das in
Ihnen auslöst. Nehmen Sie wahr, ob sich Ihre Gefühle an der
Stelle ändern. Und dann danken Sie Ihrem Partner und sprechen Sie dann selbst. Fragen Sie sich: Womit habe ich dich
verletzt? Und beginnen Sie, um Verzeihung zu bitten.

Debattieren Sie bitte nicht, ob das, was der andere gesagt
hat, wirklich exakt Ihre Verletzung trifft. Ob das, was er sagt,
wirklich das ist, was Sie so verletzt hat. Denn jetzt kommt
der nächste Teil der Übung.

Nun beginnt wieder der erste. Fragen Sie den anderen:
Gibt es noch etwas, für das du meine Bitte um Vergebung
brauchst? Gibt es noch etwas, für das ich dich um Verzeihung bitten soll? Und dann hören Sie einfach zu. Der Partner antwortet – in Herzenssprache, wenn möglich. Und Sie
hören mit dem Herzen zu, in Wertschätzung, dass Ihr Partner sich hier offenbart. Und dann, wenn möglich, bitten Sie
ihn oder sie, vielleicht sogar mit genau den Worten, die er
benutzt hat, um Vergebung. Wenn Sie gar kein Gefühl dafür
haben, dass Sie hier verletzt haben, bitten Sie um Vergebung, weil Sie gar nicht wussten, dass Sie den anderen damit so verletzt haben. Und versprechen Sie, darüber nach-
zudenken oder mit ihm/ihr weiter darüber zu sprechen.
Denn der andere ist Ihnen ja wichtig.

Für den Zuhörenden: Hören Sie die Frage Ihres Partners: Gibt es noch etwas, für das ich dich um Verzeihung bitten soll? Fühlen Sie in sich, was diese Frage auslöst. Und antworten Sie aus dem Herzen. Hören Sie, wie der andere wirklich um Vergebung bittet, und nehmen Sie wahr, ob Sie sie gewähren können oder was nötig wäre, um dies zu tun.

Und dann fragen Sie selbst. Übernehmen Sie Verantwortung. Bitten Sie um Vergebung.

Danken Sie sich dann gegenseitig und bleiben Sie einen Moment in Schweigen sitzen, wenn möglich, Hand in Hand.

Wenn Sie diese Übung zum ersten Mal machen, dann wird sie wahrscheinlich viel Schwere auslösen. Lassen Sie sich davon nicht entmutigen! Praktizieren Sie sie weiter, jede Woche einmal! Für den ganzen Rest Ihres Lebens. Allein diese Übung kann Ihre Partnerschaft in eine ganz neue Dimension führen. Sie kann Sie leicht machen, frei und lebendig, kreativ und wie frisch verliebt.

Das nun folgende **Yogaset** nimmt diesen inneren Weg auf. Es führt Sie durch alle Gefühle des Grolls und der Lösung. Die abschließende **Meditation** ist in der Lage, festsitzenden Groll in euch zu lösen und Vergebung zu ermöglichen.

Paar-Yoga-Sequenz: Verzeihen und Vergeben

Übung 1

Bitte setzen Sie sich voreinander in den Schneidersitz. Heben Sie die Arme 60° (schräg nach oben) hoch und spreizen Sie die Finger. Atmen Sie schnell und kraftvoll durch den Mund, den Sie zu einem „O" formen, ein und aus. Halten Sie Augenkontakt, denken Sie an all das, was Sie an Ihrem Partner ärgert.

Wirkung: Diese Atemform verbrennt inneren Ärger. Die Armhaltung lenkt die Energie in Ihr Herzzentrum.

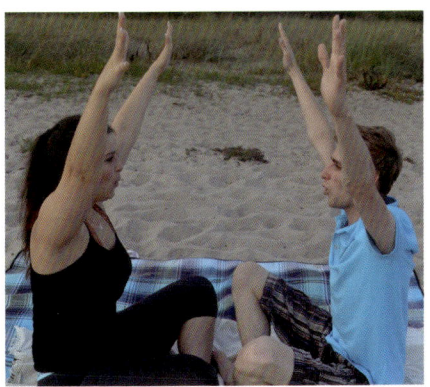

Dauer: 2 Minuten. Bitte dann die Augen schließen, tief einatmen, den ganzen Körper anspannen und ausatmend die Arme in einem Bogen nach unten führen. Legen Sie die Hände mit den Handrücken auf Ihre Knie, Daumen und Zeigefinger aneinander und spüren Sie nach.

Übung 2

Bleiben Sie im Schneidersitz, verschränken Sie die Finger und legen Sie die Hände mit den Handflächen zum Körper auf Ihr Herzzentrum. Atmen Sie einige Male tief ein und aus, schauen Sie sich an. Beginnen Sie dann, mit den Händen auf dem Herzzentrum, den Oberkörper beim Einatmen nach rechts und beim Ausatmen nach links zu drehen. Konzentrieren Sie sich weiterhin auf Ihr Herz.

Wirkung: Sie bringen die Energie, die Sie in der ersten Übung gelöst haben, nun in Ihr Herz. Die Drehung erzeugt eine Entspannung im Brust-Schulterbereich, also dort, wo wir gewohnheitsmäßig verspannen, wenn wir emotional zu viel tragen müssen oder uns abverlangen. Die Übung hilft Ihnen, diese emotionale Verspannung zu lösen. Die Aktivierung des Herzraums hilft zu erkennen, was wirklich unter unserem Ärger sitzt – oft ist es Traurigkeit oder Hilflosigkeit.

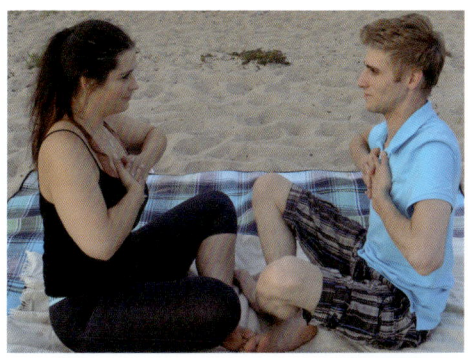

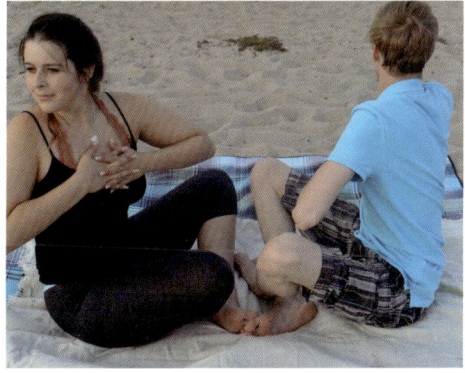

Dauer: 2 Minuten in der Bewegung. Dann einatmen und die Augen schließen. Ausatmen. Spüren Sie in Ihr Herz, lassen Sie zu, was hochkommt. Atmen Sie einige Male tief ein und aus. Dann lassen Sie die Hände sinken und entspannen Sie die Beine.

Übung 3

Bitte kommen Sie wieder in den Schneidersitz. Strecken Sie den Zeigefinger Ihrer beiden Hände hoch und halten Sie mit dem Daumen die übrigen Finger fest. Nehmen Sie die Hände neben Ihre Schultern so, dass die Handflächen nach vorn zeigen. Halten Sie Augenkontakt. Atmen Sie durch den „O"-förmigen Mund kraftvoll ein und aus. Stellen Sie sich vor, Sie blasen mit dem Atem alles fort, was Sie hindert, dem anderen zu vergeben.

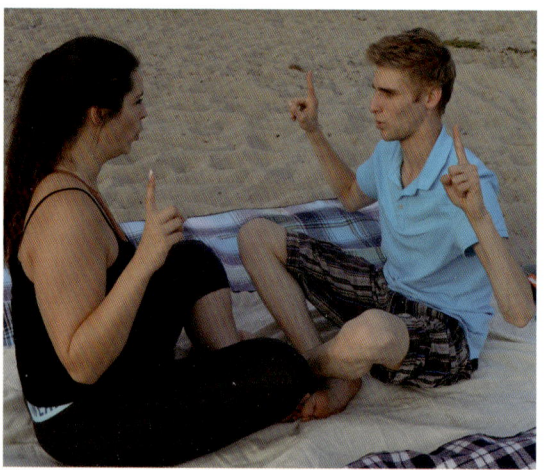

Wirkung: Der nach oben gereckte Zeigefinger, der im Yoga für das göttliche Wissen steht, verbindet Sie mit dem, was hinter Ihren Projektionen und Ihren Emotionen steht. Der Atem löst noch einmal alle Emotionen auf. Sie reinigen sich und erkennen, was wirklich ist.

Dauer: 2 Minuten, dann langsam mit einem Ausatmen die Arme senken. Schließen Sie die Augen und spüren Sie nach.

Übung 4

Erneut eine Übung, um Ärger aufzulösen: Setzen Sie sich voreinander, legen Sie Ihre Handflächen aneinander. Schieben Sie abwechselnd die Arme des anderen nach hinten, dieser antwortet mit einem Schieben nach vorn. So entsteht eine Art „Sägebewegung". Bestimmen Sie selbst, wie kraftvoll diese sein soll, und begleiten Sie sie mit Ihrem Atem. Halten Sie Augenkontakt.

Wirkung: Wenn Sie bei dieser Übung noch bei jedem Ausatmen das Mantra „Har" denken, was „Gott" bedeutet, dann erzeugen Sie eine kraftvolle Energie in Ihrem Nabelbereich, die durch das Schieben und Einziehen noch verstärkt wird. Gleichzeitig kommen Sie in eine Art „Flow", einen meditativen Tanz der Hände – und der Ärger kann sich verwandeln in Freude.

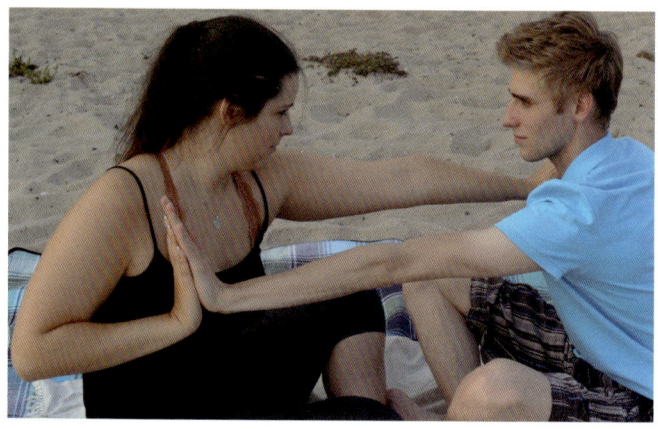

Dauer: 2 Minuten, dann einatmen, die Arme weiter oben halten und die Augen schließen. Den Atem halten, den ganzen Körper spüren und dann langsam ausatmend, die Arme sinken lassen. Nachspüren, die Hände auf den Knien.

Übung 5

Bitte bleiben Sie im Schneidersitz oder mit aufrechter Wirbelsäule auf einem Stuhl. Öffnen Sie weit die Arme, spreizen Sie die Finger und strecken Sie Ihre Zunge heraus. Atmen Sie durch den offenen Mund kraftvoll ein und aus, brüllen Sie! Lassen Sie alles kommen – Lachen, Weinen, Schreien!

Wirkung: Diese Übung kann wirklich kathartisch sein, wenn Sie sich trauen. Die geöffneten Arme öffnen gleichzeitig Ihr Herzchakra. Am Ende sind Sie wirklich befreit.

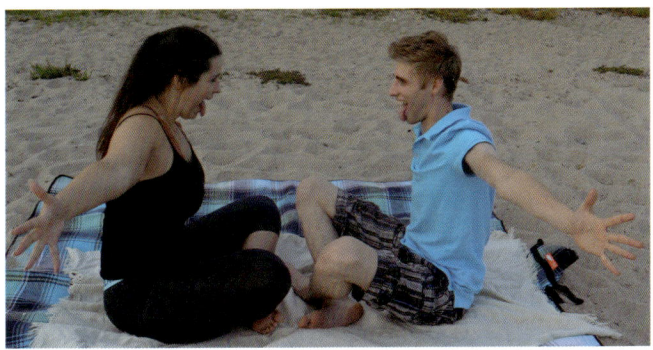

Dauer: 2 Minuten, wenn Sie es aushalten. Sonst mit 1 Minute anfangen. Dann einatmen und die Augen schließen. Strecken Sie die Arme, spreizen Sie die Finger. Halten. Halten. Dann langsam ausatmen und die Hände auf Ihr Herz legen. Atmen Sie einige Male ein und aus. Dann trinken Sie Wasser, so viel, wie Sie können.

Übung 6

Bitte kommen Sie erneut in den Schneidersitz. Halten Sie sich an den Händen. Atmen Sie gemeinsam ein, beim Ausatmen neigt sich ein Partner weit nach hinten, der andere lässt sich durch diesen Zug nach vorn ziehen. Einige Atemzüge lang so bleiben, dann langsam und mit Zug beim Einatmen aufrichten und ausatmend die Richtung wechseln. Erneut einige Atemzüge so bleiben. Vertrauen Sie sich dem Partner an, dass dieser Sie hält.

Wirkung: Sie kommen nun in den Bereich des gegenseitigen Vertrauens. Diese Übung kann die Verbundenheit miteinander stärken, die meist stärker ist als die Verletzungen. Sie lockert darüber hinaus den unteren Rücken. Bitte bei Lendenwirbelsäulenproblemen nur ganz wenig nach vorn und hinten neigen.

Dauer: 3- bis 6-mal wiederholen, dann langsam und mit gegenseitiger Hilfe aufsetzen. Danken Sie einander.

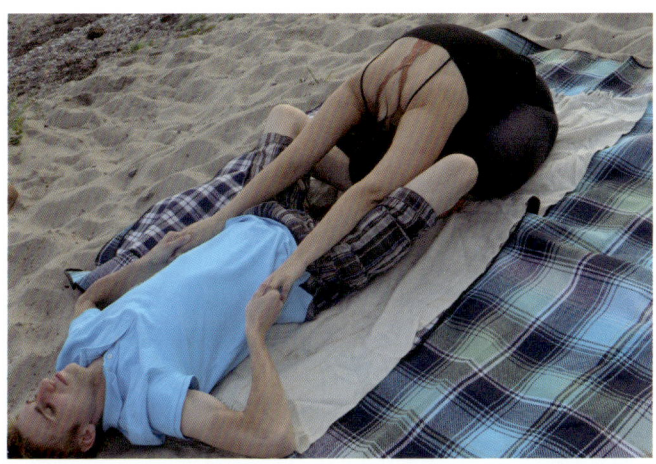

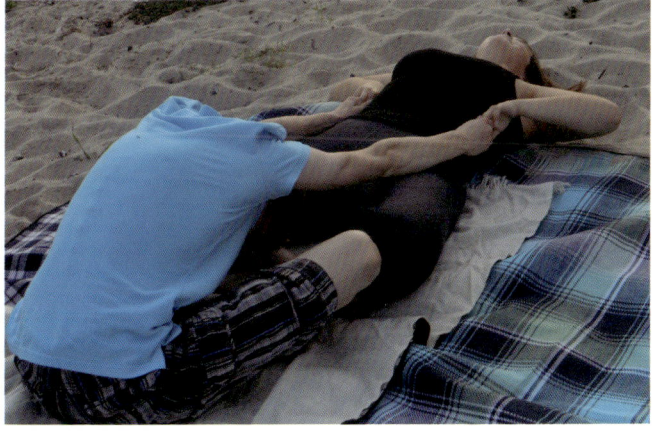

Übung 7

Bitte sitzen Sie im Schneidersitz. Reichen Sie sich die linken Hände. Legen Sie Zeige- und Mittelfinger der rechten Hand auf den Punkt zwischen Ihren Augenbrauen, Ringfinger und Daumen jeweils neben die Nasenlöcher. Halten Sie nun mit dem Daumen das entsprechende Nasenloch zu, atmen Sie durch das andere Nasenloch tief ein, dann halten Sie mit dem Ringfinger das andere Nasenloch zu, lösen den Daumen und atmen dort tief aus. Auf dieser Seite wieder einatmen, dann mit dem Daumen verschließen und den Ringfinger lösen, ausatmen, dort wieder einatmen usw.

Wirkung: Diese Übung nennt man Nadi Shodana, es ist eine der bekanntesten Atemmeditationen im Yoga. Sie wirkt ausgleichend auf die Gehirnhälften und bringen das innere Gleichgewicht zurück. Bei Streit kommen Sie so wieder in Ihre Mitte. Die linken Hände verbinden Sie mit Ihrem Herzen. So können Sie schneller und einfacher verzeihen.

Dauer: 2 Minuten. Dann einatmen, die Hand an der Nase lösen und absenken. Ausatmen. Reichen Sie sich auch die rechten Hände. Spüren Sie Ihre Verbundenheit, die stärker ist als der Groll.

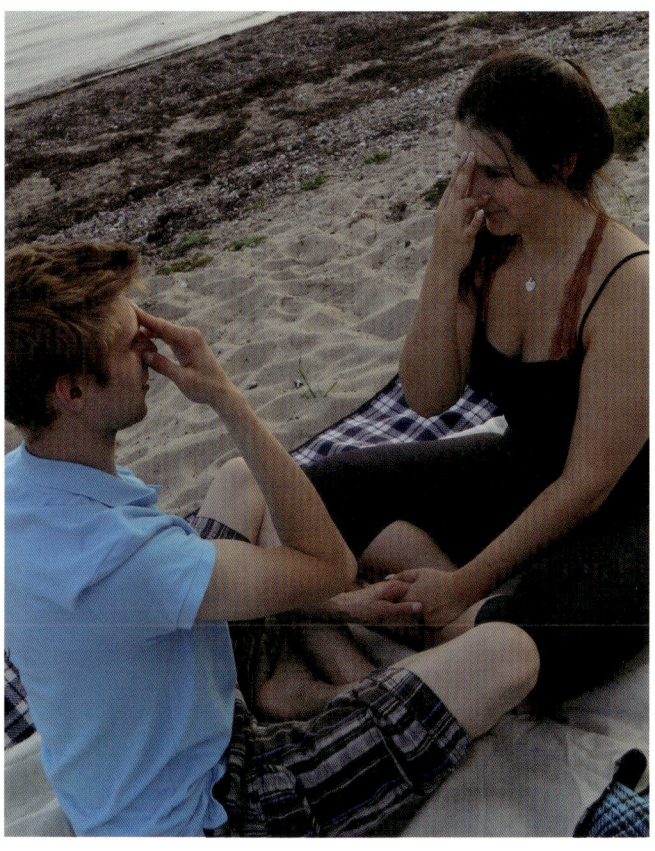

Übung 8

Zur letzten Übung kommen Sie bitte erneut in den Schneidersitz. Reichen Sie sich überkreuz die Hände. Halten Sie die Hände zwischen sich, in den gemeinsamen Raum Ihres Herzens. Rollen Sie die Zunge zu einem „U" (Menschen, die dies nicht können – aus genetischen Gründen ist dies manchen Menschen nicht möglich – spitzen die Lippen). Atmen Sie durch die gerollte Zunge tief ein und durch die Nase aus. Denken Sie beim Einatmen: Ich liebe dich – und beim Ausatmen: Ich vergebe dir.

Wirkung: Diese Übung, eine Atemmeditation mit dem Namen „Sitaly Pranayam", hilft Ihnen, noch einmal alles loszulassen, was Sie an innerem Groll und innerer Wut aufgestaut haben. Sie reinigt und klärt. Das Atemmantra ermöglicht Ihnen, die Wirklichkeit Ihrer Liebe zu erkennen und alles loszulassen, was Sie an dieser Erkenntnis hindert. Die überkreuzten Hände ermöglichen eine neue Ausrichtung.

Dauer: 3 Minuten. Dann einatmen, die Augen schließen, halten Sie die Hände und lassen Sie Ihre Vergebung in die Hände fließen. Atmen Sie aus, lassen Sie alles los. Zweimal wiederholen, dann beim Ausatmen die Hände sinken lassen. Danken Sie einander.

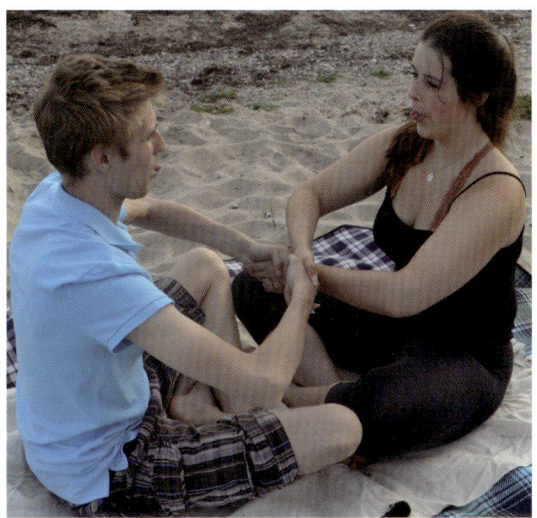

Entspannung: Dem Partner und sich selbst vergeben

Vorbereitung: Kommen Sie in eine der vorgeschlagenen Entspannungshaltungen. Lassen Sie Ihren Körper nach und nach weich und schwer werden.

Imagination: Denken Sie nun an jemanden, dem Sie etwas vergeben wollen. Es sollte nicht gerade Ihr schlimmster Feind sein, sondern irgendein Mensch, der Ihre Vergebung verdient hat. Sprechen Sie aus, dass Sie vergeben. Nehmen Sie wahr, wie sich das Gesicht des Betroffenen verändert, wie es beginnt, sich zu entspannen. Freuen Sie sich, dass Sie vergeben konnten. Lassen sie nun das Gesicht Ihrer Liebsten, Ihres Geliebten kommen. Und schauen Sie, ob sie auch hier vergeben mögen. Sprechen Sie innerlich die Vergebungsworte aus und nehmen Sie wahr, was sich verändert. Zuletzt rufen Sie Ihr eigenes Gesicht und schauen Sie, was Sie sich noch nicht verziehen haben. Wenn Sie können, vergeben Sie sich nun selbst. Nehmen Sie wahr, was sich in Ihnen verändert.

Bleiben Sie einige Minuten so und genießen Sie die Entspannung.

Dauer: 11 Minuten

Abschluss: Machen Sie die Aufwachschritte und setzen Sie sich langsam auf.

Meditation: Um Vergebung bitten

Setzen Sie sich mit Ihrem Liebsten, Ihrer Geliebten so eng wie möglich zusammen. Ihre Köpfe sollten aneinanderliegen, die nach außen zeigenden Ohrseiten verschließen Sie bitte gegenseitig mit einer Hand. So entsteht ein Heiliger Raum zwischen Ihnen.

Bitten Sie nun gegenseitig um Vergebung, immer abwechselnd – und wenn Sie können, sprechen Sie ebenso gegenseitig die Vergebung aus. Nehmen Sie wahr, wie viel vielleicht da ist, was Sie belastet. Bitten Sie um Vergebung – und spüren Sie, wie Sie von Mal zu Mal leichter werden. Lassen Sie dies immer abwechselnd geschehen. Warten Sie ruhig, wenn dem anderen nicht sofort etwas einfällt, irgendwann wird schon etwas kommen. Nehmen Sie dankend entgegen, dass der/die andere wirklich um Vergebung bittet, – und lassen Sie dies in Ihrem Inneren zu. Dann richten Sie sich langsam auf und danken einander.

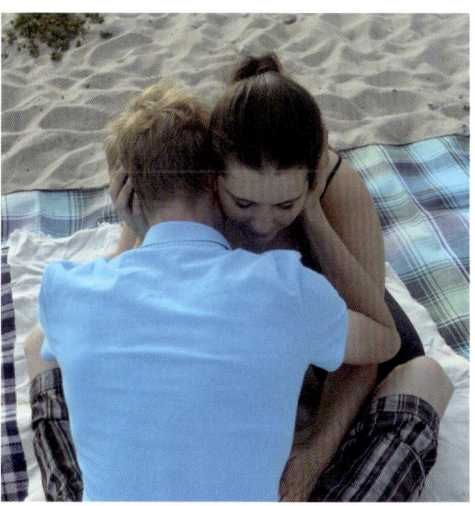

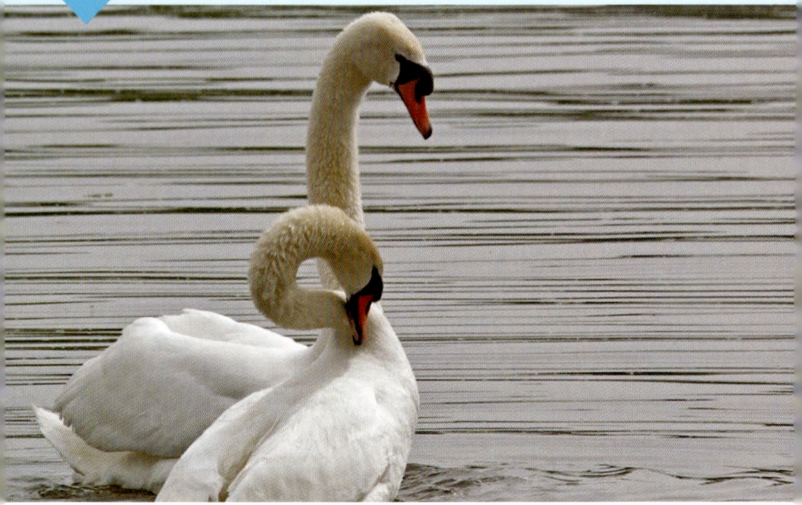

KAPITEL 8
Ich ehre das Göttliche in dir

Wie oft trennen wir unseren Alltag von unserer Spiritualität? Wir wissen, wir „sollten" eigentlich mal wieder meditieren, Yoga üben, Zen oder T'ai Chi praktizieren. Aber wir tun
es nicht. Wir haben so viel anderes zu tun, so viele Termine, so viele Sorgen, so viele Verpflichtungen. Der Haushalt
muss gemacht, die Kinder müssen irgendwohin gebracht,
die Steuererklärung endlich vorbereitet, der Rasen gemäht
werden. Wo soll da die Zeit herkommen, um das eigene Wesen, die eigene Spiritualität zu pflegen?

Wir warten darauf, dass irgendwann die Zeit kommt, dass irgendwann ein Wunder geschieht, dass wir irgendwann unseren „inneren Schweinehund" überwunden haben. Aber es geschieht nicht. Wir bewundern die Menschen mit der eisernen Disziplin, die jeden Morgen zum Sonnenaufgang aufstehen, um zu meditieren. Aber wir selbst? Das geht doch einfach nicht! Sonst würden wir doch unseren Alltag gar nicht mehr schaffen!

Der Irrtum, dem wir hier verfallen, besteht darin, dass wir meinen, unser Alltag sei eben unser Alltag und unsere Spiritualität sei etwas ganz anderes. Etwas, was man „zusätzlich" tut, so, wie wenn man einmal im Jahr in die Kirche geht – zu Weihnachten etwa, weil es dazugehört oder so stimmungsvoll ist. Was uns nicht auffällt, ist, dass unser ganzer Alltag spirituell sein könnte – wenn wir es nur zuließen. Und dasselbe gilt für unsere Partnerschaft, für unseren Partner.

Wir müssen gar nicht darauf warten, dass wir „irgendwann" mal meditieren. Wir könnten einfach anfangen, unseren Alltag zu unserer Meditation zu machen. Wie das gehen kann? Ganz einfach – wir brauchen nur unsere Blickrichtung zu ändern! Zu merken, dass das Göttliche sich in allem verbirgt – in einer zu schälenden Karotte ebenso wie in unserer Fahrt zum Kindergarten, um die Kleinen abzuholen. In einer Präsentation in der Firma ebenso wie im abgestürzten Computer. Wenn wir uns einen Augenblick zurücklehnen könnten, um uns zu fragen: Was zeigt sich mir hier gerade? Dann wandelt sich unsere gesamte Wahrnehmung.

Ein großer Yogameister hat einmal gesagt: „Gott weint über unsere Abwesenheit in jedem Regentropfen. Er singt für uns in jedem Windhauch. Und Er zeigt Seine Schönheit in jedem Sonnenuntergang." Wenn wir erkennen könnten, dass das Göttliche nicht „da und dort" ist, sondern „hier und jetzt", dann könnten wir aufhören, Alltag und Spiritualität zu trennen. Und wir könnten anfangen, das Göttliche überall wahrzunehmen. Es ruft uns nämlich, überall. Es sehnt sich nach unserer Zuwendung, überall. Es wartet, geduldig, auch wenn wir es 20 Jahre vernachlässigen. Mit seiner ganzen Größe, mit seiner ganzen Schönheit. Und es schenkt uns seine Liebe, sobald wir unser Herz für es öffnen.

Genauso ist es mit unserem Partner. Hinter all den Schwierigkeiten, die wir immer wieder haben, wartet die reine Seele, die er oder sie auch ist, die erkannt werden möchte, die bemerkt werden möchte, die geschätzt werden möchte. Es wäre so schön, wenn wir dies nur einmal am Tag zulassen könnten, gegenseitig: unseren Blick ändern und die Wahrheit, die Essenz des anderen erkennen. In diesem Moment würde sich alles verändern, was wir sonst miteinander teilen, ganz gleich, wie es beschaffen ist.

Stellen Sie sich vor, Sie schauen Ihre Liebste, Ihren Liebsten an, wenn Sie sich abends wiedersehen. Sie schauen in sein oder ihr linkes Auge, das Auge der Seele. Und Sie sagen sich innerlich: „Du liebst mich." Nicht: „Ich liebe dich", sondern: „Du liebst mich." Das ist eine alte, spirituelle Übung. Denn sie bringt uns in Kontakt mit der eigentlichen Wahrheit des anderen. Und mit Ihrem ganzen Zweifel, den Sie immer wieder in sich spüren, Ihrem Zweifel, ob Sie wirklich liebenswert sind, ob Sie wirklich gemeint sind. Wie es sein kann, dass die Partnerin sich im Alltag so ganz anders zeigt – und dann soll sie mich lieben? Ja, das tut sie. Sonst wäre sie nämlich gar nicht mit Ihnen zusammen. Denn Sie zeigen ihr auch nicht immer Ihre wirkliche Schönheit, sondern allzu oft nur die hässliche, die reaktive Seite. Und trotzdem ist sie weiter bei Ihnen, entscheidet sich jeden Tag wieder für Sie. Haben Sie ihr, haben Sie ihm schon einmal dafür gedankt? Dafür, dass sie oder er heute (!) bei Ihnen ist?

Spüren Sie, wie sehr Sie diese Liebe brauchen. Sagen Sie es ihr, zeigen Sie sich, öffnen Sie Ihr Herz. Und Sie werden ein Wunder erleben, vielleicht nicht sofort, aber immer öfter. Das Gesicht Ihrer Liebsten wird sich verwandeln. Es wird die Schönheit annehmen, die ihm wirklich innewohnt. Und Sie, Ihre Liebe, Ihre Offenheit und Ihre Verletzlichkeit, haben es erweckt. Spüren Sie, welche Macht Sie besitzen? Sie können entscheiden, ob Sie die hässliche Seite in Ihrem Liebsten, in Ihrer Geliebten verstärken wollen oder ihre/seine ganze Schönheit. Es liegt daran, was Sie ihm, was Sie ihr zurückspiegeln und was dann wiederum auf Sie selbst zurückwirkt.

Auf diese Weise können Sie beide ein Paar werden, dessen Glück, dessen Liebe immer weiter zunimmt. Denn Liebe ist das einzige, was immer weiter wächst, je mehr man es verschenkt, was wirklich Energie gibt, buchstäblich.

In Indien gibt es eine Heilige, sie heißt Mata Amritananda-mayi, Mutter der unterblichen Glückseligkeit. Sie umarmt seit mehr als 40 Jahren täglich Menschen. Nicht mehr und nicht weniger. Sie umarmt die Welt, 18 Stunden pro Tag, 365 Tage im Jahr, ohne Ferien. Oft kommen täglich Tausende von Menschen zu ihr, um sich umarmen zu lassen, warten in langen Schlangen stundenlang auf diese eine Umarmung. Und sie schenkt allen ihre Liebe. Sie schenkt allen das Gefühl, das Essenzielle, das Göttliche in ihnen zu sehen. Und angeblich geschehen in ihrer Umarmung Wunder.

Wir selbst haben dies einmal ausprobiert, sind mit fünf Mitgliedern unseres Yogakurses am Valentinstag auf den Marktplatz gegangen und haben „kostenlose Umarmungen" angeboten. Viele Menschen machten anfangs einen großen Bogen um uns. Viele andere aber ließen sich umarmen. Das Wunderbare: Sie erzählten in diesen 30 Sekunden, in denen wir ganz nahe waren, etwas Wesentliches aus ihrem Leben, sie öffneten buchstäblich ihr Herz. „Ich bin gerade aus dem Gefängnis entlassen worden und weiß noch nicht, wie ich jetzt wieder klarkommen soll", sagte ein Mann. „Es ist 20 Jahre her, dass ich jemanden so nahe an mich herangelassen habe", sagte eine Frau. Und eine andere: „Meine Tochter ist gerade gestorben – wie soll ich bloß weiterleben?" Der kleine Moment der Liebe und Zuwendung, die absolute Akzeptanz ohne Forderung, brachte diese Offenheit hervor, wärmte ihr Herz. Und das größte Wunder: Obwohl es Anfang Februar war, wurde auch uns immer wärmer. Wir brauchten auch nichts zu essen – so sehr nährten *uns* die Umarmungen, die wir verschenkten!

Erlauben Sie darum Ihrer Liebe zu fließen. Erkennen Sie das Göttliche in Ihrem Liebsten, in Ihrer Geliebten. Je mehr Sie dies tun, umso mehr wird er, wird sie auch dazu werden. Und das wird sich wiederum auf Sie selbst und auf Ihre Familie auswirken.

In Indien sagt man, wenn man sich begrüßt: „Namasté" – ich grüße das Göttliche in dir. Lassen Sie diesen Gruß zu Ihrem Alltag werden – ganz gleich, wo Sie sind, ganz gleich, wie Ihre Laune ist. Und Ihr Leben wird sich verändern.

Namasté.

Paar-Yoga -Sequenz: Ich ehre das Göttliche in dir

Übung 1

Bitte stellen Sie sich nahe zusammen, entweder die Beine ineinander verschränkt oder voreinander. Greifen Sie mit den Händen fest die Unterarme Ihres Partners und lehnen Sie sich mit gebeugtem Rücken so weit nach hinten, wie es Ihnen möglich ist. Bei Rückenbeschwerden nur ganz wenig! Halten Sie die Position einige Atemzüge lang. Dann kommen Sie langsam wieder nach oben. Gehen Sie sofort zu Übung 2 über.

Wirkung: Die Übung ist eine Vertrauensübung. Wenn Sie darauf vertrauen können, dass Sie gehalten werden, kann Ihnen dabei nichts geschehen. Sie können üben, wie weit und ob Sie sich dem anderen anvertrauen können, das kann Ihre Verbundenheit stärken.

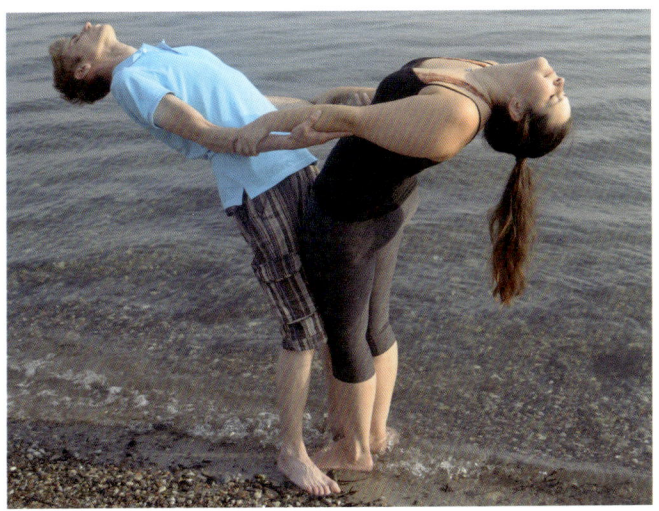

Dauer: Einige Atemzüge lang. Kommen Sie langsam aus der Haltung und halten Sie sich aneinander fest. Gehen Sie unmittelbar zu Übung 2 über.

Übung 2

Drehen Sie sich herum, sodass Ihre Rücken aneinander liegen. Neigen Sie sich dann nach vorn, halten Sie mit den Händen die Fußknöchel oder Schienbeine fest. Beugen Sie den Rücken, so weit, wie Sie können, nach unten. Entspannen Sie sich, atmen Sie lang und tief.

Wirkung: Diese Haltung ist die Gegenbewegung zur Rücken-
beuge aus Übung 1. Sie entspannt den gesamten Rücken.
Sie geben sich dabei gegenseitig Halt, sodass die Entspannung noch zunehmen kann. Achtung: Bei hohem Blutdruck
nur leicht vorbeugen und die Knie oder Oberschenkel halten.

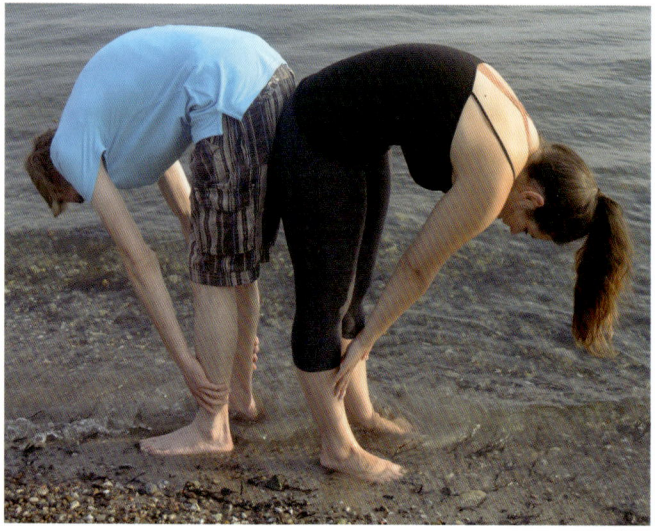

Dauer: Einige Atemzüge lang, dann langsam aneinander
aufrichten.

Übung 3

Bitte bleiben Sie im Stand, spreizen Sie die Beine und heben Sie die Arme parallel zum Boden. Neigen Sie sich dann nach vorn, bis Ihre Köpfe beinahe aneinanderliegen. Beginnen Sie, die Arme rückwärts zu kreisen. Richten Sie sich langsam auf und beugen Sie sich nach hinten. Dann weiter kreisen und den Körper wieder nach vorn neigen, dann wieder nach hinten usw.

Wirkung: Sie aktivieren auf diese Weise Ihren Nabelpunkt und Ihr 3. Chakra, das Zentrum der Willensenergie.

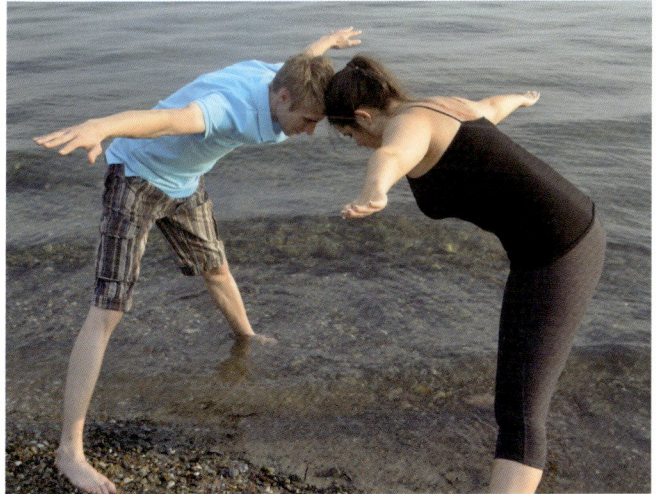

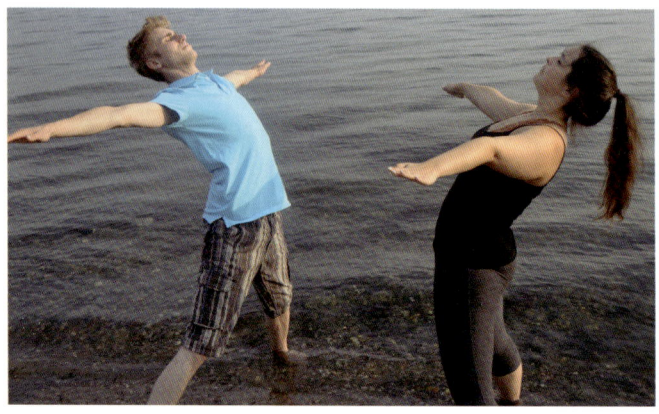

Dauer: 1 – 2 Minuten. Dann aufrichten, tief ein- und ausatmen und entspannen.

Übung 4

Kommen Sie in eine Variante der Stuhlposition. Dazu gehen
Sie in die Hocke und legen die Hände zwischen die Beine
und von dort aus auf die Fußrücken. Der Po sollte zusammen mit Rücken und Kopf parallel zum Boden sein. Nun drehen Sie beim Einatmen den Kopf nach links und beim Ausatmen nach rechts. Sprechen Sie dabei das Mantra „Wahe"
(bei der Linksdrehung) und „Guru (bei der Rechtsdrehung).

Wirkung: Diese Yogaposition wird traditionell bei innerer Unsicherheit und Kraftlosigkeit angewendet. Sie stärkt die Oberschenkelmuskulatur und die Füße, ebenso aber auch die Schultern und Arme. Im Paar-Yoga wird sie gewählt, um sich gegenseitig die Kraft der Liebe zu bestätigen. Verstärkt wird diese Wirkung durch das Mantra, das bedeutet: „Oh, wie groß ist die Kraft, die uns vom Dunklen zum Licht führt".

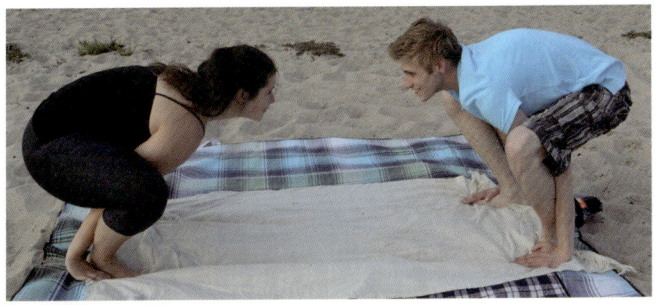

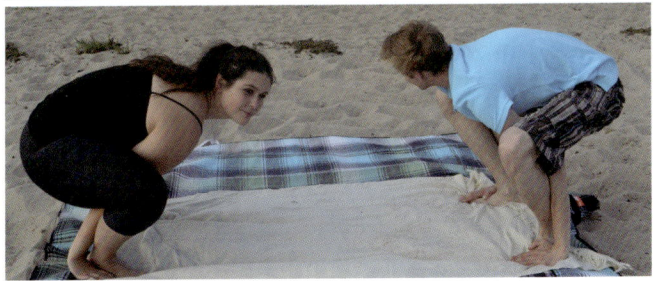

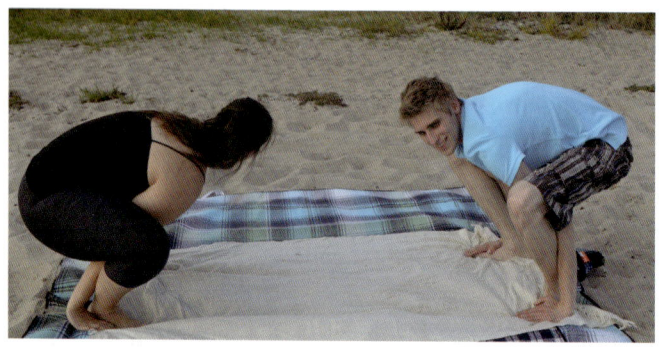

Dauer: 2 Minuten. Dann tief einatmen, die Hände lösen und langsam auf den Boden aufstützen. Den Po nach oben strecken und sich langsam ausatmend aufrichten. Danken Sie einander.

Übung 5

Kommen Sie in den Stand, sehr nah aneinander. Halten Sie sich gegenseitig in der Taille fest. Neigen Sie sich leicht nach hinten, drehen Sie beim Einatmen den Kopf nach links, beim Ausatmen nach rechts. Sprechen Sie erneut das Mantra „Whahe", wenn Sie sich nach links drehen, und „Guru", wenn Sie sich nach rechts drehen.

Wirkung: Sie bringen in dieser Übung das dritte Chakra zusammen, sodass ihre gemeinsame Vitalität gestärkt wird.

Die Drehbewegung des Kopfes entspannt den Nacken und den oberen Rücken. Das Mantra unterstützt die höchste Ebene Ihrer Partnerschaft.

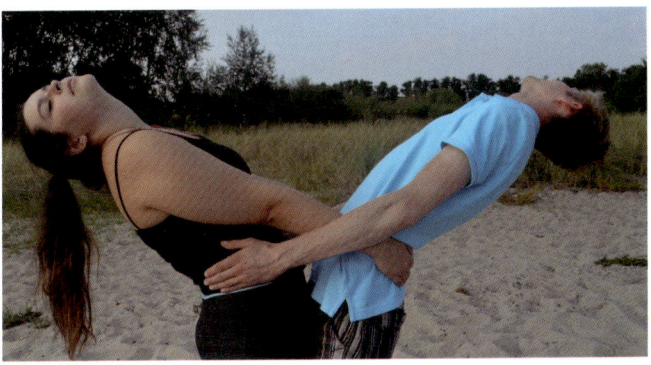

Dauer: 1-2 Minuten. Richten Sie sich dann einatmend wieder auf, schauen Sie sich an und atmen Sie dann gemeinsam tief aus.

Übung 6

Kommen Sie voreinander in die Vorwärtsbeuge. Legen Sie die Hände auf die Füße oder Schienbeine. Heben Sie den Kopf und schauen Sie sich an. Atmen Sie nun kraftvoll im Feueratem (beim Atmen den Nabelpunkt tanzen lassen) ein und aus.

Wirkung: Sie stärken Ihr drittes Chakra und Ihre gemeinsame Kraft.

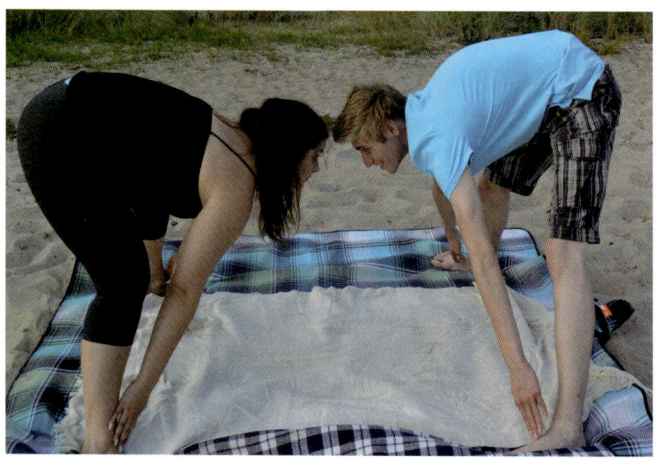

Dauer: 1 – 2 Minuten, dann einatmen und die Augen schließen, den Atem kurz halten und dann ausatmend langsam aufrichten, möglichst gemeinsam.

Übung 7

Bitte bleiben Sie im Stand. Heben Sie die Arme 90 ° nach oben und legen Sie, wenn möglich, die Handflächen aneinander. Heben Sie sich nun beim Einatmen auf die Zehenspitzen und sprechen das Mantra „Whahe", dann kommen Sie wieder auf die flachen Füße und sprechen das Mantra „Guru". Fahren Sie mit dieser Sequenz fort.

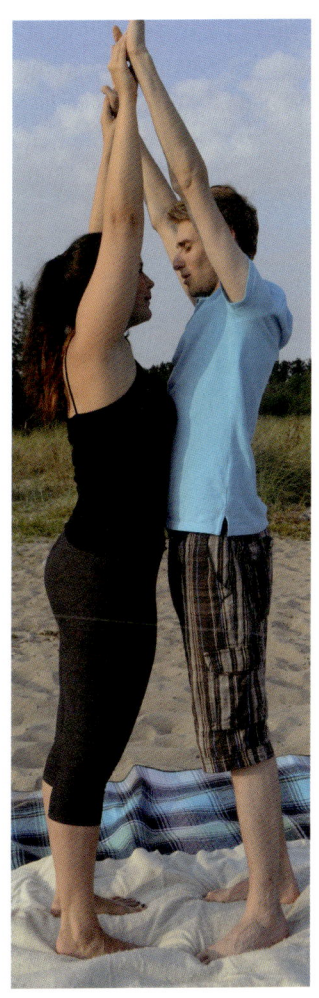

Wirkung: Diese Übung verstärkt Ihre innere Balance und aktiviert beide Gehirnhälften. Der Augenkontakt ermöglicht, den anderen intensiv wahrzunehmen.

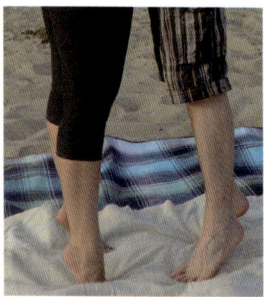 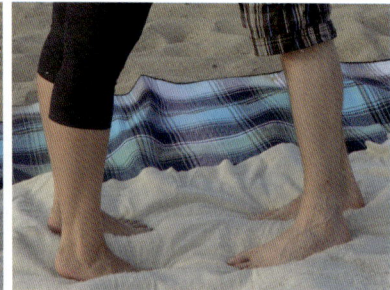

Dauer: 1 – 2 Minuten. Zum Abschluss tief einatmen, auf die Zehnspitzen kommen, halten und bleiben, dann langsam ausatmend wieder auf die flachen Füße. Beim nächsten Atemzug langsam die Arme über die Seite nach unten führen.

Übung 8

Kommen Sie in den Fersensitz voreinander. Halten Sie gegenseitig Ihre Oberarme. Beim Einatmen neigen Sie sich ein wenig mit Kopf und Oberkörper zurück, sprechen Sie dabei das Mantra „Whahe", beim Ausatmen lassen Sie Ihre Köpfe zusammenkommen und machen den Rücken rund, sprechen Sie dabei das Mantra „Guru".

Wirkung: Körperlich entspannt die Übung Schultern und Nacken. Der Fersensitz ist zudem ein Kraftsitz. Energetisch lösen Sie so Spannungen im 5. Chakra, dem Kehlchakra, dem Zentrum für klare Kommunikation.

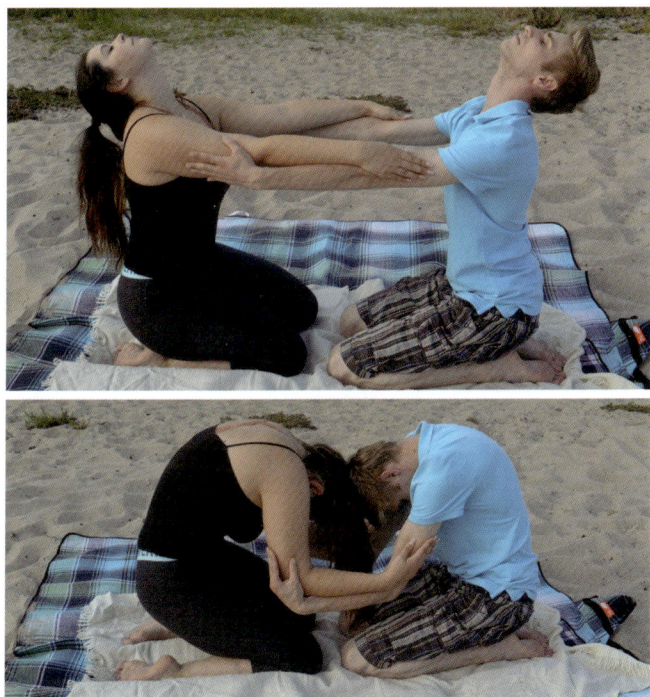

Dauer: 1 – 2 Minuten, dann gemeinsam einatmen, kurz den Atem halten und aufrichten.

Übung 9

Setzen Sie sich in die Einfache Haltung, den Schneidersitz, Rücken an Rücken. Nehmen Sie die Hände mit den Handrücken auf die Knie, die Handflächen nach oben, Daumen und Zeigefinger aneinander. Atmen Sie durch Ihr Herz zum anderen hin. Schicken Sie mit dem Ausatmen Ihre ganze Liebe, nehmen Sie mit dem Einatmen die Liebe Ihres Partners im Herzen auf.

Wirkung: Der Atem durch den Rücken erreicht unmittelbar das Herzzentrum des Partners. Sie fühlen sich eng verbunden, jenseits aller inneren Bilder. Sie bereiten sich darauf vor, ihn/sie essenziell erkennen zu können.

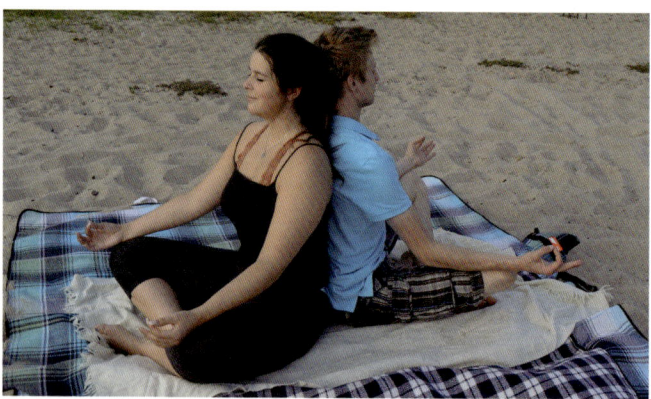

Dauer: 3 – 4 Minuten. Zum Abschluss atmen Sie möglichst gemeinsam ein und aus und drehen Sie sich dann langsam um. Danken Sie einander.

Entspannung: Der Ort unserer Liebe

Vorbereitung: Legen Sie sich in eine der vorgeschlagenen Entspannungshaltungen. Lassen Sie Ihren Körper weich und schwer werden, lassen Sie zu, dass die Erde Sie trägt und hält. Atmen Sie ruhig und gleichmäßig, spüren Sie, wie Ihr Partner atmet.

Imagination: Stellen Sie sich dann vor, dass Sie Hand in Hand, gemeinsam mit Ihrem Partner einen Weg entlanggehen. Der Weg befindet sich in einer Landschaft, die Sie noch nie gesehen haben. Nehmen Sie diese Landschaft mit allen Sinnen wahr – die Bäume und Pflanzen, die Wärme, das Licht, das Gefühl unter Ihren Füßen, Ihre/n Geliebte/n neben sich. Finden Sie dann gemeinsam in dieser Landschaft „Ihren" Platz – den Ort, zu dem Sie immer kommen können, wenn Sie sich wiederfinden wollen. Lassen Sie sich an diesem Ort nieder – und nehmen Sie wahr, was genau Sie beide hier so stärkt, was Sie brauchen, damit Sie gemeinsam wachsen und Ihren Weg gehen können. Vielleicht ist der Ort etwas sehr Stabiles, vielleicht ist er oben in der Luft, vielleicht tief unter der Erde. Hören Sie eine Stimme, die zu Ihnen spricht und Ihnen sagt, was das Wichtige für Ihre Liebe ist. Lauschen Sie, nehmen Sie das Ganze tief in sich hinein.

Dauer: 11 Minuten

Abschluss: Kommen Sie dann zurück – und machen Sie die Aufwachschritte.

Meditation: Ich und du sind eins

Heben Sie die Hände neben Ihre Schultern, sodass Ihre Handflächen zum Partner zeigen. Senden Sie durch Ihre Handflächen Liebe. Schauen Sie sich in die Augen. Sehen Sie tiefer, tiefer als nur bis zur Oberfläche des Gesichtes, das Sie so gut kennen. Schauen Sie bis zur Seele.

Atmen Sie dann viermal unterbrochen ein, sprechen Sie dazu innerlich die Worte:

Ich und du sind...

Dann atmen Sie einmal tief aus und sprechen dazu innerlich

eins.

Schauen Sie sich dabei weiter an. Spüren Sie die Wahrheit dieser Worte und erkennen Sie, was sie für Sie bedeuten.

Dauer: 3 Minuten. Dann atmen Sie tief ein und aus und senken Sie die Hände. Danken Sie einander.

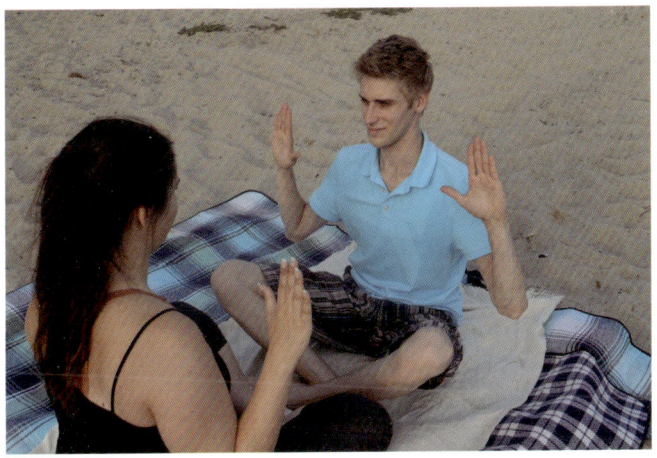

CDs

Mantra-CDs mit den Mantras aus dem Kundalini Yoga erhalten Sie in vielen verschiedenen Vertonungen beim Satnam-Verlag: www.satnam.de. Dort können Sie auch kurze Einspielungen hören, damit Sie eine bessere Entscheidung treffen können.

Zum Weiterlesen

Bücher zum Thema Paar-Yoga aus dem Kundalini-Yoga gibt es außer dem vorliegenden Band noch nicht – dafür ziemlich viele aus anderen Yogarichtungen, vor allem aus dem Hatha-Yoga, die meisten jedoch nur in Englisch:

Heike Mayer & Doris Idry, Partner-Yoga. Eine Bereicherung für Körper, Geist und Seele, Verlag Via Nova, 2009

Tara Lynda Guber, Anodea Judith, Contact Yoga, Mandala Publishers, 2012

Cain Carroll & W. D. Lori Kimata, Partner-Yoga, Rodale Pr. , 2013

Mishabae, Couples Yoga for Lovers: Sensual Routines for Greater Intimacy, 1 to 1 Publishers, 2014

Zubin Atré, It takes Two to Yoga, Asanas for Couples and Partners, Rupa Publication India, 2016

Guilleromo Ferrara, Yoga for couples. Fun and Engaging Exercises to Increase Flexibility & Create a Spiritual Connection, Skyhorse Publishing, 2016

Mantras und was sie bedeuten

Es gibt zahlreiche Mantras, die im Kundalini-Yoga eingesetzt werden und die auch vertont worden sind. Wer sich für diese Vielfalt interessiert, dem sei das Buch von Sat Hari Singh, Mantras im Kundalini-Yoga, Yogi Press Sat Nam Media, 2007, empfohlen.

Hier nur diejenigen der Mantras, die im Text Verwendung fanden:

SAT NAM – Wahrheit ist deine/meine Identität.

ONG NAMO GURU DEV NAMO – Ich begrüße die unendliche Schöpfungskraft, ich begrüße die Kraft, die mich vom Dunklen zum Licht führt.

WAHE GURU – Oh, wie groß ist die Kraft, die mich vom Dunklen zum Licht führt!

WAHE GURU, WAHE DSCHIO – Oh, wie groß ist die Kraft, die mich vom Dunklen zum Licht führt, oh, wie groß ist mein Herz!

DSCHIO – Herz

AAD GUREH NAMEH, DSCHUGAD GUREH NAMEH, SAT GUREH NAMEH, SIRI GURU DEVE NAMEH – Ich grüße in dir den unendlichen, den zeitlosen Lehrer/die Lehrerin. Ich grüße in dir den Lehrer/die Lehrerin durch alle Zeiten hindurch. Ich grüße den inneren Lehrer/die innere Lehrerin, der/die uns die Wahrheit enthüllt. Und ich grüße den göttlichen Lehrer/ die göttliche Lehrerin, der/die uns beide vom Dunklen zum Licht führt.

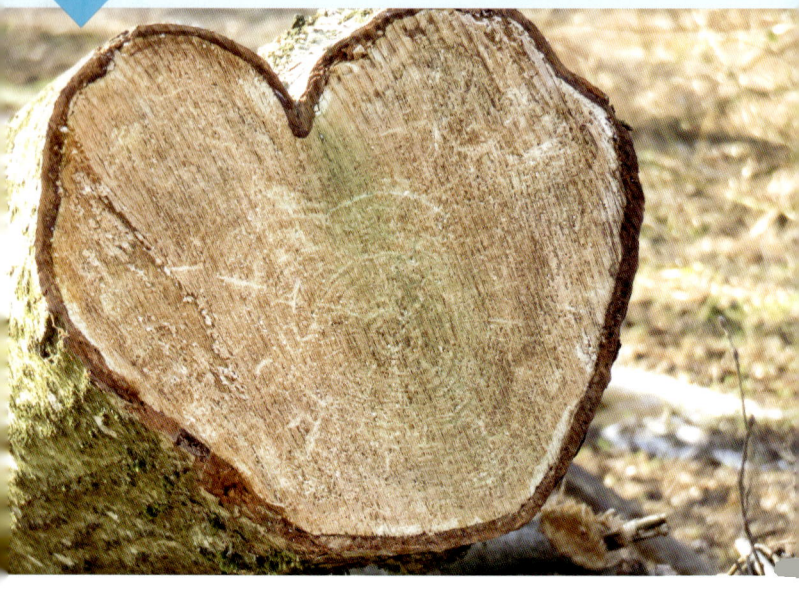

DANKSAGUNG

Wie immer haben auch an diesem Buch viele Menschen mitgewirkt, denen ich ganz ausdrücklich meinen Dank aussprechen möchte:

Danke zunächst einmal dem wunderschönen Paar, Aileen und Gerriet, die ihre ganze Liebe in die Fotos zu den Übungen gelegt haben. Möge ihre Liebe ein Modell für viele sein, die sich mit dem Paar-Yoga auf ihren persönlichen Weg machen.

Dank auch der Rendsburger Fotografin Sünje Hinrichsen, die die wunderschönen Fotos der Kapitelüberschriften gemacht hat. Danke, Sünje, dass Sie Dinge sehen und fotografieren können, die anderen Normalsterblichen – wie mir – meist entgehen, an denen wir vorbeischauen – und die wir so verpassen.

Danke auch dem Verlag und den wunderbaren Menschen, die geholfen haben, das Layout und den Druck zu dem zu machen, was Sie jetzt in Händen halten. Ohne sie wäre dieses Buch nicht zu dem geworden, was es jetzt ist.

Dank an all die wunderbaren Lehrer und Lehrerinnen, die mich auf diesen Weg des Herzens geführt haben: den Sufi-Meister des Bourhania-Ordens, den Kundalini-Yoga-Meister Yogi Bhajan, Irina Tweedie, Joyce und Barry Vissell.

All den vielen Paaren, denen ich in den letzten Jahrzenten begegnen durfte und die mich die Vielfalt der Liebe gelehrt haben.

Und danke auch meinem Mann Peter, mit dem ich viele Jahre Paar-Yoga geübt und gelehrt habe. Ohne seine und unsere Liebe wäre ich nicht so gewachsen.

Biografie

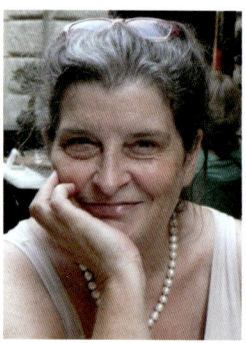

Evelyn Horsch-Ihle ist seit mehr als 30 Jahren Yoga- und Meditationslehrerin. Als ausgebildete Paartherapeutin arbeitet die Diplom-Psychologin zudem in ihrer Praxis in Eckernförde seit mehr als 20 Jahren mit Paaren an ihrer Liebe. In dem von ihr entwickelten Paaryoga bringt sie beide Elemente zusammen.

Gerne können Sie sie über Evelyn.Horsch-Ihle@gmx.de anschreiben.

Weitere Bücher aus dem Verlag Via Nova:

Yoga kann sofort helfen
Heilsame Übungen für alle Lebenslagen
Evelyn Horsch-Ihle

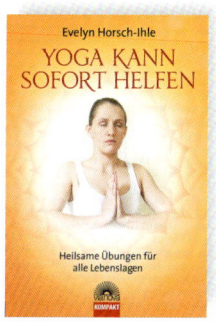

Paperback, 120 Seiten, 54 farbige Fotos,
ISBN 978-3-86616-347-8

Dieses kleine Yoga-Soforthilfebuch gehört in jeden Haushalt und sollte immer griffbereit sein, ob zuhause oder unterwegs. Ein perfekter Helfer für alle kleinen und akuten Notlagen des Alltags! Stress auf der Autobahn? Zu viel gegessen? Herzklopfen? Eine aufkommende Erkältung oder müde Augen? Einfache Haltungen, spezielle Meditationen und viele wirksame Tipps und Tricks aus der „Zauberkiste" der yogischen Lebensweise unterstützen, stärken, beruhigen oder entspannen. Die speziellen Yogaübungen sind exakt abgestimmt auf viele kleine, oft wiederkehrende alltägliche Schwierigkeiten und Probleme und bieten schnelle, unkomplizierte Unterstützung!

Yoga für Krebspatienten
Evelyn Horsch-Ihle

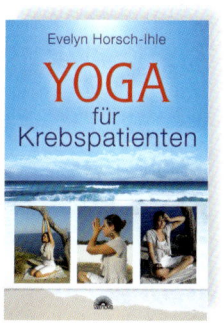

Paperback, 272 Seiten, 180 farbige Fotos,
ISBN 978-3-86616-174-0

Erstmals gibt es hier ein Yoga-Programm, mit dem Krebspatienten Antworten auf diese Fragen finden können und das sie genau dort abholt, wo sie gerade sind: bei Unruhe und Erschöpfung, bei Schlaflosigkeit oder Depression. Dieses einzigartige Programm stärkt die inneren Ressourcen und baut die Lebensenergie wieder auf. Es ist das Ergebnis von mehr als 25 Jahren Erfahrung und zusammen mit Krebspatienten entwickelt worden, um bewusst zu machen, dass ein solches Leben mit dem Krebs auch lebenswert ist und dass man der inneren Heilkraft vertrauen darf.

Glückliche Partnerschaft
Beziehungen in einer neuen Dimension
Chuck Spezzano

Hardcover, 272 Seiten, ISBN 978-3-86616-357-7

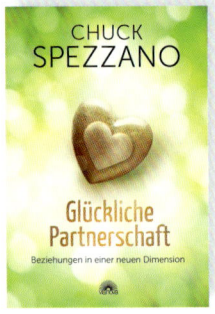

Es ist und bleibt Chuck Spezzanos große spirituelle Mission, uns immer wieder neu und immer wieder überraschend an das Essentielle zu erinnern, zugleich unsere Augen und Herzen zu öffnen, für das Göttliche in uns selbst und unseren Beziehungen. Ja, unser Traum von einer wirklich glücklichen, erfüllenden Partnerschaft kann wahr werden, so der weltberühmte Weisheitslehrer in seinem neuen Buch. Möglich, dass wir uns von blendenden Illusionen verabschieden müssen, dafür aber schaffen wir neuen Raum, um das Göttliche in unserem Leben und in unserer Partnerschaft zu begrüßen. Wie wir das Heilige und Heilende in unseren alltäglichen Beziehungen jeden Tag neu entdecken und leben können, zeigt uns Spezzanos neues Meisterwerk der Liebe. Ein beglückender Wegweiser für goldene Zeiten im Miteinander!

Die Essenz des spirituellen Weges
Die Weisheit des Paramhansa Yogananda

Swami Kriyananda

Paperback, 224 Seiten, ISBN 978-3-86616-380-5

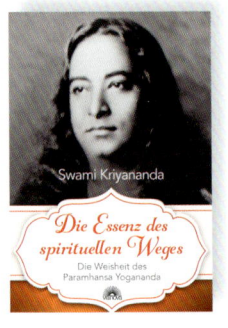

Die aufgezeichneten Texte dieses Buches sind ein strahlendes Juwel der spirituellen Literatur, ein kostbares Geschenk für jeden Menschen, der nach den letzten Antworten sucht. In jedem Abschnitt, in jedem Kapitel atmet es die Aura des erleuchteten Geistes von Paramhansa Yogananda, einem der bedeutendsten geistigen Lehrer des zwanzigsten Jahrhunderts und Autor des weltberühmten Meisterwerkes „Autobiografie eines Yogi". Aufbewahrt und aufgeschrieben von einem seiner engsten Schüler und selbst berühmt gewordenen Lehrer Swami Kriyananda begegnen wir hier den zeitlosen universellen Wahrheiten aller wichtigen Menschheitsthemen. Dieses Buch gibt Antworten auf alle wirklich bedeutenden Fragen des spirituellen Lebens und führt zur Selbstverwirklichung. Es ist von Liebe, Weisheit und der einmalig spirituellen Klarheit eines erleuchteten Meisters erfüllt.